布教授有办法

美国家喻户晓的儿科医生与
发展心理学家 **布雷泽尔顿** 重磅力作

Toilet Training：The Brazelton Way

宝宝如厕训练没烦恼

（美） T.贝里·布雷泽尔顿（T.Berry Brazelton）
乔舒亚·D.斯帕罗（Joshua D.Sparrow）　著

严艺家　译

化学工业出版社

·北 京·

声明：本书旨在提供参考而非替代性建议，一切应以你孩子的儿科医生建议为准。本书所涉内容不应成为医疗手段的替代方式。作者尽力确保书中内容和数据在出版时的精准度，但由于持续的研究及海量信息，一些新的研究成果可能会取代本书中现有的数据与理论。在开始任何新的治疗或操作之前，你需要就孩子的健康、症状、诊断及治疗问题等咨询儿科医生。

Toilet Training: The Brazelton Way/by T. Berry Brazelton, M.D.,and Joshua D. Sparrow, M.D.
ISBN 0-7382-0920-8
Copyright © 2004 by T. Berry Brazelton, M.D., and Joshua D. Sparrow, M.D. All rights reserved.
This edition published by arrangement with Da Capo Press, an imprint of Perseus Books, LLC, a subsidiary of Hachette Book Group, Inc., New York, USA. All rights reserved.
Authorized translation from the English language edition published by Perseus Books Inc.

本书中文简体字版由Perseus Books, Inc.授权化学工业出版社独家出版发行。
未经许可，不得以任何方式复制或抄袭本书的任何部分，违者必究。

北京市版权局著作权合同登记号：01-2018-8928

图书在版编目（CIP）数据

宝宝如厕训练没烦恼／（美）T. 贝里·布雷泽尔顿（T.Berry Brazelton），（美）乔舒亚·D. 斯帕罗（Joshua D. Sparrow）著；严艺家译. —北京：化学工业出版社，2019.10
（布教授有办法）
书名原文：Toilet Training: The Brazelton Way
ISBN 978-7-122-34901-9

Ⅰ. ①宝…　Ⅱ. ①T…②乔…③严…　Ⅲ. ①婴幼儿-生活-卫生习惯-能力培养　Ⅳ. ①R174

中国版本图书馆CIP数据核字（2019）第146238号

责任编辑：赵玉欣　王新辉　　　　　　　　正文插图：张乔坡
责任校对：宋　玮　　　　　　　　　　　　装帧设计：尹琳琳

出版发行：化学工业出版社（北京市东城区青年湖南街13号　邮政编码100011）
印　　装：北京新华印刷有限公司
880mm×1230mm　1/32　印张5　字数82千字　2019年9月北京第1版第1次印刷

购书咨询：010-64518888　　　　　　售后服务：010-64518899
网　　址：http://www.cip.com.cn
凡购买本书，如有缺损质量问题，本社销售中心负责调换。

定　　价：49.80元　　　　　　　　　　　　版权所有　违者必究

　　2012年，我在上海举办了关于婴幼儿如厕训练的分享课，这在当时是个前所未有的尝试：国内几乎从没有专门针对这一主题进行过系统性的家长普及，照料者们更多是通过代代相传的育儿方法来帮助孩子告别尿布，市面上几乎没有一本专门的著作从儿童的心智发展层面去讨论如厕训练的意义与方法。

　　也是在那一年，我第一次开始帮助自己的孩子如厕训练，因为有布教授的书做参考，整个过程非常顺利，不知不觉就和尿布告别了。长辈邻里们对于如此简单自然的方式啧啧称奇，逢人就说："时代到底是不一样了，现在的小孩不用把屎把尿，到了时候自动就会自己用马桶了。"

　　虽然看起来轻松得很，但如厕训练这件小事对孩子的心理发展来说算得上是件大事：学会使用便盆或马桶安放自己的排泄物，这有可能是人出生后第一次正儿八经地去学习适应某种规则，再也不是那种100%随心所欲吃喝拉撒的状态了。为了学习适应"把排泄物留在该留的地方"这一规则，孩子又需要前所未有地感知和控制自己身体的某些部位，比如括约肌。排泄究其本质也是个充满快感的过程：憋住排泄物再释放的过程是让人体验到爽快的。如何在控制自己身体的同时享受自己的身体，如此富有哲学意味的命题原来早在孩子准备脱去尿布时就已开始构建了。

在布教授看来，如厕训练始于摇篮里：当父母第一次充满温情与爱意地给孩子换尿布时，就已经在给孩子奠定一个重要的心理基础，即与排泄有关的过程是愉悦轻松的。在孩子告别尿布之前，几乎每一个发展的里程碑都在潜移默化地为未来的如厕训练打下基础：表达功能、运动功能、模仿功能……一系列看似稀松平常但又令人雀跃的成长变化都会将孩子最终带往和尿布说再见的那一天，如厕训练的意义不仅仅是获得某项技能，更是发展道路上的分水岭：宝宝是个更加完整的人了！

现实生活中，许多父母依旧面临着外界压力，不得不对孩子进行过早或过于严苛的如厕训练。一些宝宝刚出生就会被家里长辈建议开始训练把屎把尿，或者在宝宝学会走路后的第一个夏天，就会有许多邻里亲朋说："可以脱去尿布了吧。"如果一个孩子连排泄那么基础的生理功能都需要完全受控于外界的设定，这似乎是在还难以用言语表达情感的他们心中埋下了一种印象："我的人生无法自己做主，哪怕是排泄这样的事情也是压力重重。"

在本书中，布教授按照孩子的月龄，依序描述了从出生后到6岁前，孩子在如厕训练方面会出现哪些发展、变化与挑战。书中罗列出了极为清晰的信号特征对照表，让父母们心中有数，能充满底气地告诉外界："宝宝还需要些时间，他还没准备好脱去尿布。"在孩子真的准备好时，又能让宝宝浸润在父母的智慧与爱意中，循序渐进，用一些轻松巧妙的小步骤，自然完成如厕训练。这种不着痕迹的"训练"意欲让孩子们体验到真正的成就感："这不是爸爸妈妈的成就，是我自己的！我自己可以开始用小马桶，再也不用穿尿布了！"对一个 3 岁左右的孩子来说，这种体验仿佛是完成一桩人生大事，如同学会走路一样，自尊自信的心理能量也会在此刻萌芽。

如厕训练的另一个常见误区是，以为孩子告别尿布了，如厕训练就结束了。在布教授的书中，详尽罗列出了儿童在不同发展阶段中可能遇到的各种如厕相关问题，例如尿床、便秘、去幼儿园后的如厕问题、旅行中的如厕问题等。基于丰富敏锐的临床经验，布教授还分享了诸如家中添丁时老大可能出现的各种如厕状况，以及许多孩子对于抽水马桶所具有的恐惧感如何处理等议题。如厕这件日常小事以各种面目出现在孩子不同的发展阶段，成为了父母关照孩子内心世界的一个重要窗口，其意义早已超越了排泄本身。

这些年在线上线下累计向几万名父母宣讲普及了如厕训练的相关议题，得到的最多的反馈就是："用了你的方法，感觉我们好像什么都没做，宝宝就告别尿布了，原来等到他们真的准备好，如厕根本就不用训练了！"如果布教授知道中国有许多宝宝因为他的智慧而在如厕训练中拥有了充满愉悦的成就感，一定会非常欣慰。我诚挚地向大家推荐这本如厕训练宝典，相信读者们会和我一样，第一次读到这些内容时感觉脑洞大开，实际应用后又觉得无比庆幸，曾有这样一位慈爱智慧的老人为孩子们的"健康快乐排泄"书写了那么多宝贵经验。

严艺家
2019 年 4 月于上海

原著序

　　受邀为布雷泽尔顿教授的新书作序，我倍感荣幸。我个人开展的给孩子进行"如厕训练"的相关工作深受布教授理念的影响。布教授尊重儿童视角、鼓励家长去观察孩子行为的线索，他让我们了解到孩子发展过程中必然经历的一些困难而敏感的关键时期，以及这些关键时期父母的困惑与脆弱，并给予专业的支持与建议。孩子开始进行如厕训练的平均年龄大概是3岁，这个年龄段的孩子恰好会经历许多发展中的敏感和关键时期，因此，家长在养育过程中出现诸多困惑也就不足为奇了。

　　我曾在郊区的儿科诊所从事护理工作多年，亲眼看见了家长对于孩子"如厕训练"这一问题的诸多困惑，至今仍清楚地记得他们需要努力平衡诸多相互冲突的需求和建议。也正是从那个时候开始，当不知该如何给予父母们建议与支持时，我第一次读到了布雷泽尔顿教授的书，并见到他本人，成为了他方法体系的学生。后来，我进入波士顿儿童医院与布雷泽尔顿教授一起工作，更加深入地研究如何帮助父母们理解孩子的视角，特别是如何支持父母们更好地面对孩子在如厕训练过程中遇到的困难。

　　在波士顿儿童医院的专科门诊，我接触了许多在孩子"如厕训练"方面遭遇困难的家庭，了解到了他们的诸多困惑，以及这些家庭寻求专业支持的强烈愿望。为了给更多有类似困难的家庭提供更好的支持，在我的一位心理学家同事和一位儿科医生同事的通力协助下，我创立了波士顿儿童医院"如厕学校"。如今这个项目已成功运营了

8年。参与这个项目的，既有正常发育发展的孩子，也有一些遭遇发育发展挑战的孩子。我们发现一种有效的方法是，在一个持续6周的项目中，父母和孩子（4～6岁还没有完成如厕训练的孩子）每周会有1小时在团体里进行工作。父母和孩子被分到两个不同的团体里。父母会互相交流笔记，然后发现自己是如何干扰孩子的训练的。孩子们则会互相支持，并且逐渐开始感受到对自己身体的掌控。通过这样的过程，父母们循序渐进地支持孩子逐步为如厕训练做主。

通过"如厕学校"，我了解到了很多来自孩子们、家长们和专业人士们的不同视角。

有个孩子告诉我：她的厕所里有一只浣熊不想让她在那里大便。另一个孩子告诉我他是如何"骗过大便"的：他会在穿尿布前在上面剪一个洞，这样粪便就会进入马桶，但它（粪便）会以为它会留在尿布上。这些奇思妙想对于孩子们理解外部世界以及他们所面临的问题（比如还无法使用马桶）大有帮助。

父母们告诉我的是，他们会困惑于他们的角色究竟应该是什么。他们会诉说如何得到了各种并不适合他们的建议，以及那些和自己家庭如厕训练方法相冲突的建议。他们会诉说虽然被告知要遵循孩子的行为线索，但又得不到帮助去识别和理解那些线索；他们也会诉说那些挫败和愤怒的体验，因为无法帮助孩子完成训练，他们会觉得自己无比失败。

医生、护士、幼儿园老师和早教专业人士都曾告诉我他们在试图支持父母时经历过的挫折。他们表示，既没有精力也没有相关培训可以帮助他们为父母们提供协作式（而非指令式）的支持。

布雷泽尔顿教授的"触点模型"（即孩子在发展的某个特定阶段必然会出现一些脆弱及退行点，在这些特定阶段父母也必然会面临一些困惑或脆弱）在"如厕学校"的工作方法中都有所体现。在父母小组中，我们会强调共同协作的方法，也会讨论孩子的行为线索。在儿童小组中，游戏会赋予每个孩子力量并减轻他们的压力。

其实，也有一些如厕训练相关的困扰是可以事先被预防的。例如，便秘会干扰孩子如厕训练的进程。为了避免疼痛，便秘的孩子会在有便意时选择憋住它；时机也很重要，如果孩子正在学习诸如跑步之类很重要的技能，他就有可能会抗拒任何如厕相关的训练。

如厕训练的目标是让孩子觉得"这是我自己做到的！"，当孩子感觉自己完成了独立如厕的任务时，会因为这样的体验而受到鼓舞，从而去完成下一项发展任务。如果他们无法完成这项有挑战的任务，他们可能会退缩，或否认他们在乎这件事，然后发展出一种总是做不成一些事情的预期。当父母无法帮助孩子完成如厕训练时，他们可能会感到沮丧和愤怒，或者感觉自己是个没有能力的父母。

在《宝宝如厕训练没烦恼》一书中，布雷泽尔顿教授和斯帕罗教授帮助父母们理解孩子的视角与需要，并且提供了切实有效的方法和指导，我们有充足的理由相信，父母们只要循序渐进地实践，就能够支持孩子成功地完成如厕训练，并促进孩子自尊的发展。

安·斯塔勒

波士顿儿童医院"如厕学校"创始人

原著前言

　　自从我的第一本书《触点》（*Touchpoints*）出版以来，我收到来自全国各地的父母以及专业人士的诸多问题和建议。最常见的育儿问题集中在哭泣、管教、睡眠、如厕训练、喂养、手足之争以及攻击性。他们建议我写几本短小精悍的实用手册，来帮助父母们处理这些养育孩子过程中的常见挑战。

　　在我多年的儿科从业生涯中，不同家庭都告诉我这些问题在孩子发展过程中的出现经常是可被预测的。在《布教授有办法》系列书中，我试图去讨论这些父母势必会面临的问题，而这些问题往往出现在孩子实现下一个飞跃式发展前的退行阶段。我们试图通过哭泣、管教、睡眠、如厕训练、喂养、手足之争和攻击性等议题的讨论，帮助父母们更好地理解孩子的行为。同时，每本书也提供了具体的建议，使父母们得以帮助孩子应对这些阶段性的挑战，并最终回归正轨。

　　《布教授有办法》系列书主要关注的是生命最初六年里所经历的挑战（尽管更大孩子的话题有时也有提及）。我邀请了医学博士乔舒亚·D.斯帕罗和我共同完成系列书的写作，并且加入了他作为儿童心理医生的观点。我们希望这些书可以成为父母们养育孩子的简明指南，可以用来陪伴孩子面对他们成长中的烦恼，或者帮助父母发现孩子那些令人喜悦的飞跃式发展的信号。

尽管过度哭泣、夜醒、大发雷霆、尿床、围绕食物的斗争等问题是普遍和意料之中的，但这些困难对于父母来说依旧压力重重。这类问题大部分都是暂时且不严重的，但如果没有支持与理解，它们会使整个家庭不知所措，并且严重影响孩子的发展。我们希望书中所提供的信息可以直接帮助处于不确定中的父母们，使他们能够重拾陪伴孩子成长过程中的兴奋与喜悦。

T. 贝里·布雷泽尔顿

目录

第一章　如厕训练让孩子做主

如果孩子自己没有内在动力，如厕训练通常是注定要失败的。

第二章　掌握0～5岁发展关键点，如厕训练没烦恼

如厕训练并不是父母可以强制执行的规则，而是必须让孩子自己做主的学习过程。

第三章　如厕训练遇到困难怎么办

每个孩子都不同，父母要做的是理解并尊重孩子自己的节奏。

第四章 需要求助儿科医生的情况

你的尊重和温柔的鼓励都可能促使他做出自己的努力，而这最终是他自己的事情。

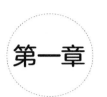 **第一章**

如厕训练
让孩子做主

如果孩子自己没有内在动力，如厕训练通常是注定要失败的。

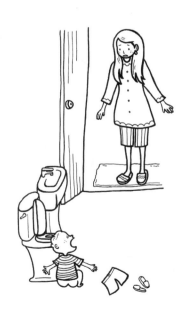

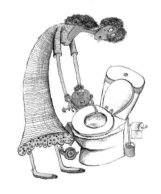

孩子的困惑：我的便便去哪儿了

当我们要求宝宝们开始如厕训练时，并不总能意识到这对他们而言意味着什么。首先，他们必须要感受到便意；然后，他们需要忍住便意，去到我们指定前往的地方，坐下来并且排便；接着，冲掉排泄物。这些步骤都完成后，他们需要眼睁睁看着排泄物永远消失在眼前——他们将再也无法见到自己身体里的这部分了！

当我们对宝宝提出那么多要求的时候，他们才刚进入到试图了解自己的年龄段。在这个阶段，他们永远不知道排泄物究竟去了哪里，这个问题可能会不断令他们感到困扰："我的便便去哪里了？为什么大人们要把我的便便拿走？"

很多年前，波士顿儿童博物馆里曾经有一个巨大的马桶，孩子们可以爬进这个马桶内部并一直深入探索。大家都迫不及待地想知道自己的排泄物去了哪里，一些9岁、10岁、11岁的大孩子们都会排起长长的队伍，试图搞清楚他们"身体的产物"究竟去了哪里。即使这些年龄更大的孩子们依旧对这个问题感到困惑。

已故的弗雷德·罗杰斯（Fred Rogers）曾经在他的儿童电视节目《罗杰斯先生的街坊》中采访著名的宇航员巴兹·奥尔德林（Buzz Aldrin），他邀请奥尔德林回答所有孩子提出的问题。一个小男孩问宇航员："当你去到太空时会感觉害怕吗？"奥尔德林先生坦率地回答："我曾经感到害怕，但现在再也不会了。"一个小女孩问："当你去到太空时，你的妈妈会感到害怕吗？"奥尔德林回答："是的，她依旧会感到害怕。每次当我回到地球，她总是深感庆幸。"然后轮到一个4岁孩子提问了："你的便便在太空里会怎样？"奥尔德林满脸通红，顾左右而言他，支支吾吾回答不上来。还好下一个问题替他解围了。

这些观察都帮助我理解了当孩子们开始接受我们要求的如厕训练时，这对于正处在飞速发展期的他们而言是个多么不易的任务。所以当我们开始这个过程时，需要给予孩子最高程度的尊重并且最终由他自主决定是否要遵循这个过程。在训练一个小孩子如厕时，照料者必须不断提醒自己要尊重孩子在配合如厕训练这件事情上的意愿。父母也需要空间去充分谈论这些事情，并且意识到自己童年经历中与如厕训练相关的感受。

为什么严苛的如厕训练不奏效

在20世纪60年代，我向自己的小病人及其家长们介绍了"以孩子为中心的如厕训练法"。他们（和我）当时都准备就绪进行这样的试验了。当时在美国，如厕训练失败所引发的各种状况呈现上升趋势（包括一些学步儿会随地大小便、一些孩子故意忍住大便以至于引发严重便秘，以及年龄较大的孩子持续尿床）。在当时，实施过于严苛的如厕训练是非常普遍的，很多1～2岁的孩子会被逼着接受如厕训练。父母回应孩子身体信号的方式是飞快把他带去厕所，而孩子远还没有能力自己参与到意识和接收这些身体信号的过程中。如果孩子顺从了父母所要求的方式，他就会被奖励；如果不顺从的话，则会被训斥甚至被惩罚。

这样的方式并不奏效，父母们按部就班，但孩子们是抗拒的。同一时期，在英国，一种严苛的如厕训练方法也广泛流传。根据当时的报道，有15％的18岁孩子依旧会尿床，而他们之前都经历了这种严苛的如厕训练。而在儿童群体当中其他与如厕相关的症状如憋大便、失禁、随地大小便也非常普遍，这些症状当中许多都与儿童对于如厕训练的抗拒及愤恨有关。父母们的焦虑以及随之而来加在孩子们身上的压力似乎会干扰他们进行如厕训练的内在动力。在我看来，如果孩子自己没有内在动力，如厕训练通常是注定要失败的。很快，我的目标变成了减轻父母们在如厕训练方面的压力，这样我们就能一起思考如何让孩子们在自己准备就绪的时候自发完成这个过程。

以孩子为中心的如厕训练

在我当时的设想中，更有效的方式是等待孩子展示出一系列准备好接受如厕训练的信号时再开始训练。这样孩子才能体验其中的成就感。我开始尝试通过一种培养父母耐心的方式来开展工作。很多父母感觉自己小时候经历过如厕训练带来的心理阴影，害怕在训练如厕时采取那种压力重重的方式。他们不想让孩子重复自己当年经历过的痛苦。

有1190个家庭参与了这个"等待观察孩子准备就绪"的

行动计划，我记录下了每个家庭的进度（第二章中谈及了这种循序渐进式的如厕训练方法）。我们发现，这真的是管用的！便秘的发生率前所未有的低，而在5岁和更大年龄孩子的群体中，尿床的比例降低到了1%左右。

当我把这些成果在《美国儿科医学杂志》（儿科医生最常阅读的专业杂志之一）上发表后，这个全新的、以儿童为中心的方法很快占据了主流。许多儿科医生开始推荐这种更加细致入微的方法：这意味着需要等待时机，让孩子自己准备就绪以面对如厕训练的挑战。许多过去在儿科工作中令我担心的症状似乎消失了。我几乎不再需要为孩子随地大小便、严重便秘、遗粪和尿床提供处方治疗了。当孩子们能感受到这是他自己的成就而非父母希望他服从的意愿时，如厕训练自然会是成功的，日后出现问题的可能性也变得更小。

但在孩子成功完成这个重要发展任务的道路上，依旧挫折重重，也经常会经历脆弱。

1. 孩子准备就绪开始进行如厕训练的时间也许会晚于父母想进行如厕训练的时间。因为面对幼托或其他照料者的压力，父母们可能会发现自己很难继续等待。在第二章中谈论了孩子准备就绪进行如厕训练的迹象，父母们可以参考。

2. 孩子的气质类型也许是影响如厕训练的重要因素。例如，一个非常安静、敏感的孩子可能需要时间来消化如厕训练的每一步，并且自主决定何时准备好开始接受如厕训练。那些对于触觉高度敏感的孩子们则必须自己做好准备，去坐在冰冷而不适的便椅上。

3. 在气质类型谱系的另一端，一个活泼好动的孩子一开始不会在便椅上待足够长的时间，在自己亲自上阵之前，他可能会通过自己最爱的玩具来表演出如厕的每个步骤，比如使用一辆自动卸货卡车。即使当他真的坐在便盆上时，他安静坐着可能也是为了取悦周围的人，而非自己真的想要那么做。明智的父母会观察到蛛丝马迹来判断孩子是否准备就绪以接纳这个过程了。对孩子来说用玩具和（或）用橡皮泥演示这些步骤可能会更容易理解。当他为理解每个步骤的含义感到高兴和骄傲时，是时候让他来做主了，这样他就能感受到这是他需要来主导的过程。

4. 父母的童年阴影。例如，当父母对于自己曾经历过的如厕训练有糟糕回忆时，可能会使他们对孩子的如厕训练感到焦虑。参与我研究过程的许多父母开始承认，他们害怕会在孩子身上重复自己经历过的创伤感觉，这使得他们在向孩子介绍如厕训练的不同步骤时，不可避免地感到焦虑。希望这些父母可以意识到自己的童年阴影，并且接纳自己需要获得帮助来走出童年阴影。他们很容易在不知不觉中就对孩子施加过多压力，或者反应过度，从而使得孩子在这个进程中体验到落后及失败。

入托压力：如厕训练不可回避的挑战

在这个研究进行后的很多年，以孩子为中心的如厕训练在美国被广泛接受。但当越来越多小孩子的父母们需要回归职场，以及越来越多的孩子们开始在很小的年纪去幼托机构，要在一个固定的、按年龄划分的阶段完成如厕训练的僵化要求再次卷土重来。为了使孩子能够被幼托机构录取，父母就必须让孩子学会如厕、保持干爽，这让父母们承受了巨大压力（参见第三章"幼儿园与如厕训练"）。同样，孩子也回应着这些压力：因为这些变化，我注意到在成功进行如厕训练的道路上，一些迟缓的迹象也随之卷土重来。

波士顿儿童医院的《儿童医院指南》统计了近年来接受如厕训练的2～5岁孩子所经历的进程。

· 在2岁半的时候，有22%的孩子可以不穿尿布了。
· 在3岁的时候，有60%的孩子可以不穿尿布了。
· 在3岁半的时候，有88%的孩子可以不穿尿布了。
· 有20%的孩子到了5岁还会尿床。

我担心5岁还在尿床的高比例证实了父母所经历的压力，这些压力会让孩子们有所感知。

一些专门处理如厕训练问题的儿科诊所建立了起来，专门用来接待孩子在4～6岁还没有完成如厕训练的父母们。在特拉华州的一家儿童诊所，儿科泌尿神经系统的专家向我诉说了他的担忧（也是许多其他儿科医生的担忧）：一些3～4岁的孩子们会硬憋住大小便。在更加极端的情况下，通过X线可以看到这些孩子们的输尿管（将尿液从肾脏输送到膀胱的管道）因为长期憋尿而膨胀了，因为长期憋大便而膨胀的大肠影像也经常被观察到。同样，对我和另一些儿科医生来说，这样的现象也再次有了上升趋势。

父母们会感受到社会压力，觉得孩子需要在很小的年纪就完成如厕训练。这些压力是真实的。通常父母无法让孩子被幼托机构录取，除非他们已经可以不穿尿布了。许多牵涉到体制政策的事宜并非某个父母个体能够去解决的，除非大家可以联合起来。但是，我会敦促大家始终把孩子在如厕训练中的自主地位放在心里。本书所提供的范例旨在避免上述问题，并且会聚焦于儿童对自己身体掌控感的需求。

当一个孩子的确掌握了这一发展道路上的重要基石时，这对他而言是非凡的体验。"妈妈！我的尿布是干的！我没有尿裤子！"这是多么大的成就感！我们怎么能忽略这些感受呢？

在3～4岁的时候，孩子们会在幼托机构里感受到来自彼此的压力。孩子们一定会互相询问："你晚上还要穿尿布吗？"另一个孩子用力摇头，然后问道："你也不穿尿布了？""当然不啦！"第一个孩子大声强调着。但是，他的虚张声势出卖了他。如果大人足够敏锐，在观察到这一幕时会意识到，那个夸大其词的孩子其实自己还需要穿尿布呢。

到了4岁时，孩子们会就是否还需要穿尿布互相对同伴施加压力。作为父母和专业人士，我们最好不要火上浇油，这样我们能够更好地支持到那些还没准备就绪的孩子们。我希望这本书可以帮助父母们更有耐心、更理解孩子，在孩子循序渐进地进行如厕训练的过程中给予孩子鼓励与支持，并让孩子体会到其中的成就感。

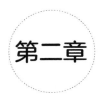第二章　掌握0～5岁发展关键点，如厕训练没烦恼

如厕训练并不是父母可以强制执行的规则，而是必须让孩子自己做主的学习过程。

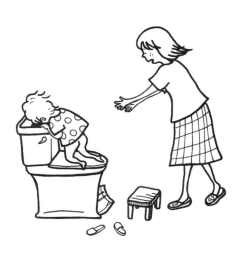

宝宝如厕训练没烦恼

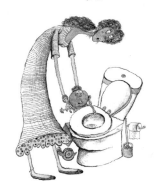

在一个孩子准备好进行如厕训练之前，他首先会掌握一系列其他能力，在此基础之上才能完成新的任务。在父母对孩子进行如厕训练之前，他们需要了解何时该引导、何时需要不介入，以及如何适应孩子的独特性格。从孩子的生命之初开始，如厕训练的基石已经开始构建了——对父母和孩子而言都是。

在孕期，新手准爸妈们要担心的事情远不止湿透的尿布和难闻的便便。尽管他们也会提前购置尿布、湿巾和尿布桌，但拭去新生儿第一坨黏腻、绿黑色的胎便几乎是不可想象的事情。有经验的准爸妈们甚至有可能会把老大用剩下的新生儿尿布重新翻出来，但他们的焦点也在一些别的事情上：他们更关心这个新生儿会是什么样子。但是对大多数成年人来说，清理婴儿脏脏的臀部以及为了安抚和哺育哭泣的婴儿接连丧失夜间睡眠，帮他们完成了自己也不确定是否能够胜任的角色转换：他们是爸爸妈妈了！

新生儿

考虑如厕训练还为时尚早

当一个新生儿降临时，爸妈们会仔细查看孩子的每一寸肌肤——当然会仔细打量宝宝的脸庞和大眼睛，也会仔细看看手指、脚趾、小屁股和生殖器。新手爸妈们如此急切地想要了解初来乍到的小宝宝，他们所问的第一个问题都是："这是个男孩还是女孩？他是个健康的宝宝吗？"爸妈们也会想："我该怎么学会照顾我的小宝宝呢？"新手爸妈们需要确信他们可以喂养和安抚宝宝。在这个起步阶段，为人父母这一富有挑战的新角色让他们还无暇顾及遥远的诸如如厕训练之类的事情。

渐渐地，爸妈们开始对自己照顾宝宝的能力感到自信，然后这份自信也会被灌输到宝宝身上：耳濡目染着爸爸妈妈们的自信，宝宝也会了解到她也可以学着照顾自己。当然，这个阶段考虑如厕训练还为时过早，但思考孩子对身体的体验，以及孩子如何感受到父母对其身体的照顾，这些工作永远不会显得太早。这些早期经验会帮助宝宝在日后学习如何享受照顾自己的感觉，几年之内她就会做出决定，要"像大女孩那样去上厕所"。

但在一开始，那些全新的责任看起来是令人无所适从的。第一次换尿布对新手父母而言也许会是一种痛苦的体验。即使在宝宝还没有出生前，如果爸妈们去想象那样的场景，他们可能会想："我怎么会受得了那么脏、那么有味的大小便？"但当孩子真的出生了，他们眼前会浮现出更加重要的问题："我会把她不小心掉在地上吗？她的屁股擦得够干净了吗？她的皮肤看起来好脆弱——万一得尿布疹了怎么办？我不小心让她哭红了脸，她会原谅我吗？"这是多么强烈的责任感啊！在这一刻，爸妈们几乎无暇顾及宝宝们的排泄物有多么脏，各种担忧伴随着父母对新生儿产生坠入爱河的体验蜂拥而至。

年轻夫妻们的热情都集中在了宝宝的分娩及诞生上，小天使看起来是如此闪耀：多么健康、迷人的新生儿啊！但当他们看到护士给婴儿替换尿布时，可能会感觉到焦虑：这个过程看似简单，但真的要在婴儿身上实践时，感觉又那么困难。

享受被安抚并学习自我安抚

当有经验的护士让一个新生儿仰卧在尿布替换台上，新生儿可能会放声大哭，哭到小脸颊都微微颤抖着。忙碌的护士可能无暇顾及这些，她熟练地用湿纸巾擦拭掉宝宝臀部些许残留的粪便，演示给父母看如何按照从前往后的方向擦拭。她迅速抓起新生儿的腿，快速把干净的尿布放在宝宝身下。护士利落地把尿布两侧的胶布封好，1分钟不到的时间里，婴儿就变得干干净净了，并重新穿好了尿布。

当下，新生儿可能会大声哭着，这一系列动作如此突然和具有侵入性。她自身的惊跳（不自觉甩手甩脚的状态）也会使她哭泣得更厉害。依照护士的建议，妈妈可能会以和宝宝说话的方式使她平静下来。当宝宝听见妈妈那种对她而言已经很熟悉的声音时，可能会突然安静下来。

当将宝宝放到妈妈乳房边上时，如果宝宝做好了准备，并且没有因为分娩或药物而感到昏昏欲睡，她可能会开始含住乳房并吮吸起来。当她开始紧紧吸住、张大嘴包住甚至拉扯乳头时，这会让妈妈感到无比惊讶，甚至可能是疼痛的。

当爸妈们观察着这第一次喂奶的过程时，他们可能会遇到下一个"惊喜"。在一阵响亮的肠鸣音之后，宝宝可能会拉出发黑、黏腻的大便（胎便）。人生的第一次排便就这么把尿布填满了。宝宝的双腿蜷曲起来，她的脸发红，整个身体紧张地扭动着，仿佛这个过程令她十分痛苦。

　　"要做些什么呢？把她弄干净？让她安静下来？继续尝试喂她？"所有这些互相冲突的问题充斥在新妈妈的脑海。父母可能会叫来护士或者试着自己来换尿布。他们会回忆产前课上的情形，"永远永远不要在没有看护的前提下将婴儿单独留在尿布替换桌上"。一旦他们成功完成了首次"探险"，宝宝也许就会开始安静下来。在不哭的时候，她可能会捕捉妈妈的声音，她的惊跳反应也许会开始慢慢消除。当她仔细聆听时，整个身体仿佛都会随着妈妈的嗓音律动。当父母提供安抚时，也能帮助孩子学习自我安抚，他们建立了把学习的角色交还给孩子的最早模式。这个步骤可以帮助孩子逐步学会自我控制，而这一点在日后如厕训练的过程中是会被用到的。

早期换尿布的积极体验至关重要

　　下一个挑战也许是帮助婴儿在换尿布的时候放松一点，而不是一直惊跳，这样她才能将换尿布的时间体验为得到照料的时间。

那些从一开始就参与到换尿布过程中的父亲们也会在安抚婴儿的过程中获得自信。如果婴儿对此有所反应，那么对父亲来说仿佛就是一种巨大的奖赏。换尿布变成了他们之间的爱意表达，有谁会想到就连换一片尿布都能带来坠入爱河的体验呢？

每次换尿布都让人有机会体验这种能带来巨大愉悦的沟通，婴儿有机会看到妈妈的脸庞并且体验她温柔的手法，看到爸爸的脸庞并且体验他更加充满活力的手法。在接下来的2个月，这些时刻都成了她意识到和记住这些差异的契机。

父母们渐渐开始对整个流程熟悉起来。给婴儿换尿布，温柔地擦拭，看着她的脸部表情有所回应，她的整个身体放松，这逐渐成为了和宝宝玩耍及沟通的美好时光。这个过程中还是会有些小小的不适：对父母而言需要处理那些脏乱的局面；而对孩子而言，则需要体验膀胱或肠道的收缩。但当双方都对这个过程中的沟通机会有所期待时，那些不适的部分就被弱化了。这时，这些早期换尿布的积极体验为日后快乐如厕训练奠定了第一块基石，而非让孩子感到这是一场斗争。

2 个月

能区分父母并对沟通方式有期待

新生儿很快学会将父母分辨和预期为两个独立而重要的个体。研究显示，6～8周的宝宝已经能通过非语言信息（例如脚趾、手指、嘴巴和眼睛）来告诉我们她能分辨出父母和那些俯视她并与她互动的陌生人不同。就在这么短短的时间里，小婴儿和父母已经学会了如何理解彼此的信号，并且建立起了他们对于沟通的期待。一个小婴儿已经开始积累起对父母双方行为的印象。在无意识层面，父母也会认识到宝宝对彼此的不同反应。

在每次换尿布的互动过程中，父母一定会表达出对待宝宝身体和换尿布的态度，这也会被宝宝体验到。这些都是建立起积极模式的早期机会，也是让父母和孩子了解彼此的重要时机。

换尿布时与父母积极互动

到了宝宝8周大的时候，如果父母俯视着宝宝给她换尿布，宝宝身体的每一个部分会开始以流畅的状态参与到这个过程里。面部表情以及脚趾、手指、手臂、腿部，这些部位都会以一种充满韵律的方式运动起来——伸出、收回、伸出、收回，每分钟重复三四次。宝宝的脸庞和眼神变得柔和，然后明亮起来，柔和，然后明亮起来，也是每分钟重复三四次。显然，她已经学会期待和父母之间进行有韵律的互动。她了解到自己可以期待妈妈会在换尿布时用一种熟悉且可预期的方式进行互动。爸爸则会用一种不同的方式，通常会更加好玩儿一点，甚至是开玩笑般的。但这样的风格对婴儿来说也会变得可预测起来。

职场父母们总是会问我一个问题："当我下班回家时，宝宝会知道吗？"我可以向他们保证："你可以观察到那些仅为你预备的行为，宝宝了解你的一举一动。"

当每个父母独特的方式以符合预期的方式不断重复着，宝宝会从中有所了解，并且也会在这个过程中察觉到各种微妙的变化。作为回应，父母也会让孩子看到："你是重要的！你对我来说是特别的！我会用一种适应你的节奏的方式来倾听、观察和回应你；每次在换尿布的时候，我们都非常喜欢这样的游戏。"如果父母持续尊重孩子表现出的各种行为线索，未来如厕训练的过程也将成为一个沟通的契机——尽管这个过程还会有一些别的信息出现。

5 个 月

再也不会乖乖地等着换尿布

到了5个月大时，换尿布的游戏开始发生变化了。宝宝开始咯咯笑了。她会微笑，当你俯身望向她时，她会伸出手来试图抓你的脸。如果你拿着一个玩具逗引她，她会试图去拿到那个玩具。或许，她已经会努力扭动身体，尝试翻身。她的腿会蜷起来试图为翻身助力。很少有这个月龄的婴儿还会在你去取毛巾、润肤露和湿纸巾的时候依旧一动不动地躺在那里。记住，不要让她一个人待在那里！在这个月龄，婴儿可以很轻易地从尿布替换桌上滚下来摔到地上——这对父母和宝宝而言都是毁灭性的。

如果孩子很活跃，那么父母已经提高警觉，不会把她单独留在那里。但安静的宝宝也会冷不丁运动起来，这会让父母吓一跳。让宝宝拿着一个玩具，让她用双手探索它，放进嘴里，抓在手里伸得远远的，反复观察，并且再次放进嘴里。这样她可以在你面前躺足够长的时间，让你把她弄得干干净净、涂上润肤露并穿上干净的尿布。

换尿布时间也是亲子玩耍时间

在这些都做完之后，不要错过再次和她玩耍一下的机会。她还会期待着你通过面部表情和声音带给她更多的愉悦。当你俯身看她时，她依旧会咯咯笑。如果你俯身亲吻她的肚子，她会开始大笑。亲亲小肚皮！吹吹小肚皮！这样的玩耍会让她尖叫着大笑起来。她会意识到每次换尿布都是一次快乐的玩耍时间，也是一次让你们彼此感知爱意的时间！

7 ～ 8个月

时不时会配合换尿布

在7 ～ 8个月大时，婴儿会用肚皮贴地蠕动。当她试图前往视野里的某个目标时，可能依旧会失败，转而越退越远。在仰面朝天时，她早已学会如何在换尿布时增加乐趣：她会拱起自己的腿与肩膀，试图翻身，并展示给父母看自己如何通过这个姿势四处移动。当你俯身给她换尿布时，她可能会尖叫起来，也许会开口叫"妈妈"或"爸爸"以得到你的回应。当你转身去取干净的尿布时，她可能会很活跃，甚至你不得不用更大的力气把她按在尿布桌上，她也可能进入仿佛安静等待的状态。不管是哪种方式，都要看护好她！她已经熟悉这些流程，并且会时不时配合一下。她的面部表情仿佛在说："你为什么不和我玩？这是我玩耍的时间！"

换尿布时也会变着花样捣蛋

如果你给她一个玩具来吸引她足够长时间的注意力，她也许会服从，并且用一些时间仔细查看手中的玩具。但是接下来，她很可能把玩具扔出去，然后抬起脸望着你，看看你是否会把玩具捡回来。如果你那么做了，她会一次次把玩具丢掉，大笑着看你是否会和她玩这个全新的游戏。当你在清理过程中用尽全力按着她的肚子试图把她固定住，她依旧会试图扭来扭去。如果你的宝宝是个男孩，要小心了！他有可能会嘘嘘得到处都是。这对男宝宝和你而言都可能是个大惊喜。

给7个月大的宝宝换尿布时，父母会跟她玩这些游戏，但也要记得继续过去的那些——保持微笑、对话和亲亲小肚子，这会让她不断想起那些享受换尿布的时光。这个月龄的宝宝面对陌生人的焦虑也开始越发严重：他们更能意识到哪些人并不是爸爸妈妈，为了更安心，宝宝会变本加厉地黏着父母。这个新挑战似乎赋予了亲密感一层全新的重要性——这使得他们能够补充能量，并且准备就绪面对这个世界。

10 ～ 12个月

换尿布时玩起"追逐游戏"来

在过去的几个月里，宝宝的许多能量都被用在四处移动的需求上。现在，当她的第一个生日日益临近，她已经学会了从父母身边移动开，但当她发现"只有自己一个人"时会感觉害怕，换尿布是又一次让她扭开、和父母玩"快来抓我"游戏的契机。她一刻不停地扭动着，因此到了换尿布的时候，需要一双坚实有力的手才能让她依旧仰躺着。玩具已经无法长时间转移她的注意力了。她已经知道把玩具从尿布桌旁边丢下去是件多么好玩的事情。当玩具从视线中消失，她会去试探这件玩具到底还在不在别的地方，以及它还会不会回来。她也在试探观察当你被激怒时又会发生什么。

到了1岁左右的时候，宝宝已经学会拉着东西站起来。这项新技能是如此激动人心，也许你也可以因地制宜：在换尿布时，让宝宝站在地板上。在你给她换尿布的时候，让她扶着栏杆或者家具探索一片安全的区域。宝宝做好了准备去不断试验她的平衡能力，当她全程能持续站立或缓慢移动时，她会让你更自如地去换尿布。如果尿布很脏，也许你会在浴室的地板上或空荡荡的浴缸里去换，这样宝宝就可以在那些区域蹲下起立，或者在浴缸里四处移动。至少在这些区域，你可以更方便地进行清理工作，但要小心别让孩子的头撞到水龙头。

在与父母互动中学习合作

当你让宝宝站着换尿布，要告诉她为什么你要用这样的方式。"你站得真好，这样我就不用逼你躺下来了，你已经可以帮我一起换尿布了，是不是呀？"通过解释你的做法，你已经开始帮助她理解整个过程并鼓励她参与进来。这是一个早期的契机，用来建立一种合作的模式，在未来出现冲突时，双方都可以回归这种模式——当如厕训练开始时，这样的情况很有可能会发生。在许多方面，你还无法让孩子全然做主，但当你表达出孩子可以成为你的"合作伙伴"并给她提供一些选择时，她的抵触就会少一些。"当你愿意躺下来，我们就可以玩一些以前玩的游戏。"她也许会听从，也许不会。父母需要珍惜这种具有独立意识的诉求。

如厕基础技能初见苗头

当她快满1岁时，宝宝已经开始在三个方面进行尝试，在未来她准备就绪接受如厕训练时，这三个方面都会发挥作用：

1.她自己尝试各种事情并且让你袖手旁观；

2.试图探索当自己看不到一些东西时，那些东西发生了什么；

3.理解你的面部表情意味着什么，以及她该如何回应。例如，当你厌倦了追逐和捡拾时的面部表情。

一旦如厕训练开始，她会想要自己来处理排泄的过程，并且让你远离这些事宜。当她看着马桶抽水带走了她的便便时，她会担心这些排泄物究竟去了哪里。然后她会观察你的表情，看看你是否也对此感到担心，以及你是否能尊重她为自主如厕做出的努力。

开始如厕训练仍然为时尚早

在对1岁孩子进行儿科常规检查时，我会询问他们的父母：
"你想过给孩子进行如厕训练了吗？"很多父母会惊讶地看着我
说："她还是个小宝宝呢！现在想这些是不是太早了？"

我会表示同意："很高兴你也是那么想的。"但要小心，在
宝宝过完1岁生日后，你会感受到压力。你的父母或亲戚可能
在生命很早期就经历了如厕训练，也许他们还曾试图在你1岁
后就马上对你进行如厕训练。他们可能会告诉你："可以开始
了！"如果他们真的那么做，这对你而言意味着什么？

父母们可能会说："好吧，也许这会让我觉得，如果我不
遵从的话，会感觉内疚。"

"这就是为什么我要提醒你。也许你可以说：'不用担心，
我们有计划的，我想等到她准备就绪了再开始。我考虑过这件
事情，并且当她准备就绪的时候我也会准备就绪的。'"

这需要我们面对下一个问题："你的计划是什么？"

"要等到她表现出准备就绪的信号为止。"我希望自己能通过这样的方式给父母们一个心理准备，他们就不需要在面对压力时妥协，转而去逼迫孩子。

在很多不同文化背景下，父母的职责包括在孩子1岁以内教会她对身体信号有所反应并冲去厕所，尽管孩子对于大小便的需求依旧是模糊的。例如，在墨西哥南部，我观察到辛纳坎特科印第安母亲们会成天把宝宝用一条披巾背裹在身上，他们不会让宝宝趴在脏脏的地板上学习爬行、站立和四处移动。妈妈会不间断地和宝宝保持接触。当她感受到宝宝的身体准备好小便或大便了，她会开始变得警觉并有所反应。由于妈妈对宝宝如此敏锐，她知道这样的时刻何时来临，然后她会把宝宝从身上解下来，把她带出屋子，让她排便。当宝宝从第二年开始走路，她已经知道有哪些事情在房子里面是不能做的，会自己蹒跚走到屋外去大小便。通常她还不能全然做到，但也没有人会太在乎，如厕已经变成了她自己的事情，并且宝宝知道这整个过程是怎样的。

我很惊异于这些妈妈放松的态度，以及她们成功地让孩子自己做主。妈妈和孩子无比亲密的接触起了很大作用，也没有尿布来干扰妈妈对宝宝身体的感知，孩子也有机会去探索感知自己的身体。

在更为主流的讲求卫生的文化下，我们必须找到一些别的方式来尊重孩子在如厕训练中的角色。对于我"以孩子为中心"的方法和"等到孩子至少2岁再开始如厕训练"的做法不乏一些批评的声音，他们觉得在我们的文化下，父母可以更早开始如厕训练并依旧取得成功。有时候他们可能是对的，但在孩子刚满1岁时，无从知晓哪些孩子可以成功脱去尿布，哪些还不行。一些孩子可能并没有准备就绪开始这一步，而这一过程的失败对孩子可能意味着羞耻感。当孩子在还没有准备就绪时被逼迫进行如厕训练，这些失败很可能会导致一些更加严重的问题，例如憋大便、随地大小便或者日后的尿床等。

我的方法是在确信孩子准备就绪的基础上开始的，并且允许如厕训练成为孩子体验成功的领域。如我之前所述，我之所以开展了以孩子为中心的如厕训练法，是因为有太多孩子在没有准备就绪的时候被逼迫着进行训练，从而导致冲突。但此刻，新手父母们也同样面临着冲突。那些从亲朋好友身上感受到压力的父母很可能会把这些压力传给孩子。为了保护孩子，家长们也需要被保护。如果我在孩子1岁以内能够对父母进行一些心理建设，就能帮助他们耐受周围那些要求早早开始如厕训练的声音，这样一来，我就在孩子1岁时的"触点"上"触动"到了家庭系统。

18个月

会走路带来的兴奋感压倒一切

开始走路所带来的兴奋感，以及那些变得独立的感觉，这些对于孩子而言都是势不可挡的。对父母而言，这个阶段不能指望孩子有兴趣安静地坐在某个地方——特别是安静地坐在马桶上。但很多父母来进行儿保检查时都会说："关于如厕训练压力的部分真的被你说中了！爷爷奶奶给我们寄来了一个小马桶。""幼托机构已经在询问我打算何时开展如厕训练了。"

我询问道："这让你有什么感受？"

"我在想是否应该开始如厕训练了。"

"你能够等到孩子准备就绪并让他自己对这个过程做主吗？"

父母们通常会回答："就如你所说的，我如果等待的话也许如厕训练会更成功。但如果我等太久，是否会错过她准备就绪的迹象？"

"你不会的，当她准备就绪的时候会让你知道的。"

"但我不想让她穿着尿布去上大学。"

"我当然也不想，并且她不会的。根据我的经验，如果你能等到她准备就绪了，她失败的可能性会更小。"

父母内心依旧不是很确定，他们一定会问："但我听说了那么多尿床的情况，以及那么多不愿脱去尿布的孩子，我们到底在等待怎样的信号呢？"

然后，我就会列举孩子表现出准备就绪接受如厕训练的七大早期信号，并且敦促父母们去等待这些信号的出现。在我看来，如果孩子想要成功脱去尿布，这些都是她所需要的早期技能，这样她才有可能像大人一样使用马桶，像周围那些她所喜爱的人一样。

"这听起来好像要过很多年才发生！"

"不会的，当她长大了，你就不需要等待这个过程的发生。我只是在建议你先等待孩子自己完成上述步骤，这样当未来需要她的合作时，她依旧会感觉自己是成功的。"

七个信号俱全再开始如厕训练

在孩子2岁生日前后，她可能会对马桶或如厕训练马桶表现出些许兴趣，但这些刚出现的兴趣可能很快会消失，特别是当急切的父母对此表达了激动之情时。不要被孩子表现出的早期兴趣所迷惑，让孩子做主迈出最初的几步。

在2岁之前，你的孩子很有可能并没有准备就绪接受如厕训练，但是时候观察她的七种新行为了（通常在2岁生日之前，这些迹象并不会都出现），这七种行为就是孩子准备就绪接受如厕训练的早期信号。当其中有一两种信号出现时，父母们可能会很想开始如厕训练，但这个时候孩子还没有全然准备就绪。父母需要耐心等待所有七个信号的出现。再过一段时间，会有更进一步的信号显示孩子准备就绪了。以下就是孩子最早期出现的七个准备就绪的信号。

信号一：对于行走和站立不再时刻感觉到兴奋

对于行走和站立，她已经不是每时每刻都感觉那么兴奋了。她准备好坐下来并学习一项新的技能。她在步行、平衡甚至跑动方面取得了进展，现在更有兴趣安静地坐下来，学着用手指来完成一些更为复杂的活动。当这个迹象发生时，大部分孩子已经至少18个月大了，通常会晚于18个月。

信号二：能理解父母说的话，并转换为行动

她掌握了接收性语言，也就说，有能力理解她所听到的话（例如父母表达出的一些愿望）。伴随这一迹象的还包括，她能够记住自己被告知的事情，并且将其转换为行为。她甚至可以聆听和执行一个包含两个步骤的指令："去你的卧室，然后拿一本书过来和我一起读。"当她成功完成这些指令的时候，她会为自己感到很骄傲。

信号三：会说"不！"

她会说："不！"换句话说，她需要有能力去自主决定自己有没有准备就绪。很多情况下，孩子会出于想要取悦父母的目的在一段时间内顺从如厕训练的要求。但是，不久之后她会停下来，仿佛意识到了"这不是我想要的"。她甚至会憋住自己的大便和小便，直到感觉自己真的准备就绪了（如果这样的

过程导致便秘与疼痛，她就有了更多理由拒绝排便，恶性循环就是这么产生的）。在孩子知道如何告诉你自己准备好了之前，不要逼迫她。一旦她有能力用语言维护自己的立场，她也有能力把如厕训练变成自己的事情。

信号四：会把物品归位

她会把物品归位。她甚至会开始收拾玩具，会把积木放回盒子里。她甚至会给你拿来拖鞋，因为她知道那是你的东西，而不是横七竖八地扔在卧室地板上。在这个年纪，一些孩子不仅开始学习物品的归位，而且开始对安排和整理的行为变得更有兴趣。比如他们会长时间沉浸于将玩具汽车或娃娃们的家具小心翼翼地排成一列，并从中获得乐趣。我总是为孩子2岁生日后所呈现出的这些秩序感到惊叹。她正在逐步准备就绪去把自己的"产物"放在合适的地方——自己的小马桶。即使如此，她依旧还没有全然准备就绪。

信号五：会模仿父母的行为

她会模仿你的行为。一个小男孩走路的样子像爸爸，并且会像爸爸一样使用各种肢体语言。一个小女孩走路的样子像妈妈，她像妈妈一样使用肢体语言，也可能是像她的姐姐那样。作为一个学步儿，她会想要穿妈妈的鞋；而男孩则会把爸爸的领带套到脖子上。这些模仿的诉求对孩子使用厕所而言是一种珍贵的动机——我想要"像爸爸妈妈一样"。由于这个年纪的孩子是如此仔细观察和模仿着父母的一举一动，敦促他们使用便盆或马桶的额外压力对他们来说是没有必要的。孩子们早就知道成年人如何处理他们的大便和小便，而他们也如此渴望可以变得像他们一样。想要以父母的行为方式生活对孩子而言已经是一个挑战重重的任务，在这方面他们已经给了自己诸多压力，如果父母再给予过多的压力，这个过程会令人感到无望。

信号六：会在特定的时间段小便和大便

孩子会在特定的时间段小便和大便。当孩子接近2岁，她的泌尿系统及消化系统开始逐步成熟，大小便的时间都可以变得可预测，她也许可以保持1～2个小时的干爽。到了第2年快结束的时候，孩子甚至有可能在睡午觉的时候保持干爽。在午睡醒来时，如果她马上坐上便盆，很有可能能够恰好"接住"小便。在全天的时间段里，大便时段也开始变得规律起来——通常是在用餐过程中或用餐后。这些逐渐形成的规律很具有迷惑性，等待孩子脱去尿布的父母可能会将其误解成孩子准备就绪接受如厕训练的信号，尽管孩子也许并没有准备就绪。

信号七：对自己的身体有意识

她对自己的身体有所意识。孩子对身体功能的意识通常在快要接近2岁时才会显现出来。当她开始对自己的身体越来越有意识，她会开始大声说出并指向感觉变湿的尿布。她甚至可能在大便前发出咕哝声。我也会敦促父母寻找这个信号：她的身体意识会有助于她训练自己（脱去尿布），她也需要开始明确身体每个部位的名称及功能，而这需要从你的描述中来进行学习——大便、小便、排便、阴茎、阴道、屁股等。如果你用自己或她的方式来描述这些部位，也许效果会更好一些。这些过程都会提醒她意识到自己的身体功能。

如果孩子在换尿布时开始对自己的生殖部位表现出兴趣，不要觉得惊讶或震惊。当男宝宝有机会触碰到自己的阴茎，或者当女宝宝有机会触碰到自己的阴道，自慰行为就有可能会出现。如果宝宝准备好了，你应该以这样的方式回应："这是你的阴道""这是你的阴茎"，而不是以惊讶或尴尬的方式来加以回应。在过去的时间里，宝宝的身体是被盖住的，而现在，他们能够意识到这些原本被一直盖着的身体部位，学习去命名它们，并且试图去理解它们的部分功能。当尿布打开的时候，有时候男宝宝的阴茎会勃起，这也是你需要小心被他尿一身的时刻。

当我把这七种发展步骤和父母进行交流时，他们看起来内心并不是很确定："感觉这些信号永远都不会一起出现！"

我会向他们保证，这些技能都会在意料之中一项项养成。如果能等待这些技能全都养成再开始如厕训练，那么如厕训练过程就会变得更容易和更顺利。

2 岁

在我第三个女儿两岁半时，我的妻子准备让她脱去尿布。我提醒她："让她在准备就绪的时候自己来。"孩子无意中听到了我们的对话。我永远不会忘记每天晚上回来时，她特地留着便盆里的大小便向我展示时的表情——她看起来那么自豪！我也为她感到骄傲，但我试图节制自己的满足感，以避免干扰她感觉自己能够跨出这一步的成就感。这是她的胜利，不是我的。

在2岁孩子的儿童保健检查中，我们会重申如厕训练方面的原则与目标，并且观察和等待孩子做好准备的信号出现。当这些信号第一次出现时，我们都会为此感到高兴，并且会持续关注，直到这些信号强烈显示出孩子已做好准备为止。但对父母而言，等待是艰难的。孩子在成长过程中经历的其他大多数触点都会让父母五味杂陈——既为孩子的发展感到兴奋，又为时光流逝和那个远去的小婴儿感到忧伤。但如厕训练则不会唤起类似的体验，父母们通常在孩子准备就绪之前就迫不及待地迎接这个变化，很少会有人对告别脏兮兮的尿布感到恋恋不舍。

父母们当然是着急的，尿布很贵，也会给环境造成负担，而且换尿布的过程通常凌乱不便。外加许多幼托机构要求孩子入托时需要学会如厕，这又给父母增加了更多的压力，这也使得一些父母感觉一定要赶早开始这个过程。在孩子没有真的实现脱去尿布这个目标之前，父母会不断怀疑："她真的会有一天彻底告别尿布吗？""等她长大约会时还会需要穿着尿布吗？"

模仿和取悦大人促使她主动采取行动

在我们的主流文化中，当孩子能够成功自主如厕时，这就仿佛是育儿过程中取得了标志性的胜利。就像和学走路以及开口说话一样，父母们通常会把小宝宝早日实现自主如厕看成是衡量孩子是否聪慧的指标，觉得孩子越早告别尿布就越聪明。在游乐场上，父母之间会互相询问："你家孩子还穿尿布吗？"面对这个问题，有些父母会感觉焦虑或羞耻，而另一些父母则会感觉骄傲。在我们的文化中，要在育儿方面取得胜利似乎变成了对父母们来说特别重要的、必须亲手实现的目标。但当如厕训练成为父母的骄傲或羞耻时，孩子势必会感觉自己再也不能对此做主了。

当父母身上的压力变大，他们的焦虑也随之增加。这种压力通常来自于周围亲朋好友的顾虑，也势必会传递给孩子们。当然，父母也无法全然隐藏自己对污秽的尿布越发不悦的感受，他们的确无法对这些事情表现出喜爱。当孩子准备学习使用便盆时，她需要来自于不同方面的动力，包括她会想要取悦和模仿周围成年人、兄弟姐妹，也会敬仰那些已经完成如厕训练的同龄小伙伴。她对父母内在愿望的敏锐察觉，她想要模仿和取悦他们所渴望的，这些都汇聚到了这个发展步骤中。

这些全方位的期待是如此明显与强烈，这使得孩子不需要额外的压力就会主动采取下一步。因为孩子如此想要成功，想要变得"像爸爸一样，像妈妈一样"。我们很容易就能观察到当父母的期待变成压力时，这种状况是如何火上浇油的。2岁的孩子的确会想要取悦一些人，她也的确想要变成"大女孩"。她知道该如何模仿她的父母，并且她想要那么做。但她需要为了自己去取得这些成就，而不是为了别人。如果她想避免不知所措的体验，她就需要知道这是她自己的事情，以及她可以以自己的节奏来处理这些事情。作为一名儿科医生，我试图对父母们的顾虑保持敏感。与此同时，我也会提醒他们看见孩子为实现这个领域的胜利而逐步达成的发展任务，以及当这些部分被忽略时，训练进程将如何被延缓。

更多准备就绪的信号

除了之前提到的七个准备就绪的早期信号，2岁孩子会在别的方面表现出她准备好接受如厕训练了。

对告别准备就绪

和便便告别：2岁孩子将会发展出被我们称为"客体永续性"的能力。她可以从自己父母身边走开，然后看着他们"消失"在墙角，但她知道爸爸妈妈还在原地。她知道即使眼睛看不到爸爸妈妈，她还是可以把爸爸妈妈留在心里。但这种全新的能力意味着她会对"消失"变得忧心忡忡，这使得那些分离的时刻充满了动荡。

在这个年纪，一些孩子会紧紧盯着浴缸里的水是如何被放干的，他们会担心这些水到底去了哪里，以及他们自己是否也会被那么吸走。一些孩子甚至会担心浴缸或马桶管道里会爬出什么来！想象一下，对一个 2 岁的孩子而言，看着自己的便便在马桶里旋转着被冲走，再也看不见了，这个过程是多么令她感到困惑："它去了哪里？它还会回来吗？尽管我看不见了，它还会在另一个地方出现吗？"难怪她会犹豫要不要把大便排出来，甚至会憋住大便。她必须对这些事情都逐一做好准备——允许她的大便离开，并且可以在脑子里想象这些身体里特别珍贵的一部分去了另一些地方。

试探的时候到了

在这个年纪，孩子们会以负面的方式来试探父母。发脾气的状况发展到了一个顶峰。在这些时刻，当他们为一些只有自己在乎而周围人并不在乎的事情斗争时，他们会试探自己和父母的底线。"我可以让自己妥协吗，还是不行？我必须不断试探到自己能明白这件事情为止。"2岁孩子会非常仔细地观察父母的脸色和他们的肢体语言。她在学习了解父母，也在学习了解自己。她需要知道父母会在有必要的时候设置界限，即使她会对此表达抗议。但她也需要知道父母依旧在她身旁，即使她刚刚经历了尖叫与崩溃，父母还是会来抚慰她，帮助她学会自我安抚，并向她保证有一天她将有能力控制住自己那些情绪大爆发的时刻。

显而易见的是，当我们过早对一个2岁孩子进行如厕训练时，会多么容易引发此类战争。2岁是一个冲突层出不穷的年纪。我们所面临的风险是把如厕训练变成了另一个试探底线和情绪爆发的战场，而不是让孩子体验自控与控制自己身体的契机。在更理想的状态下，父母会谨慎选择和孩子交火的战役，设定一些可以被执行的边界，并且避免使一些重要的方面（比如如厕训练）成为战场，如厕训练并不是父母可以强制执行的规则，这必须让孩子自己做主。

孩子出生后的第二年被称为"可怕的两岁"，但事实上我们应该称之为"非凡的两岁"。想想孩子在这个阶段学习了多少关于自己、关于边界、关于世界的内容。当2岁孩子能够不断自主学习和试探那么多方面的时候，她有什么理由向父母的愿望妥协呢？如厕训练不该成为这些冲突的一部分，当父母让孩子知道这些是孩子自己的事情时，他们就是在提供支持。

新的仪式感和准备就绪的信号

换尿布的时候是父母和孩子再次体验亲密的契机，当2岁孩子不断进行各种试探时，这种亲密感可以弥合压力重重的亲子关系。说真的，2岁孩子有什么理由要用冷冰冰的便盆去替代这些温情亲密的时刻呢？很多孩子在父母的帮助下从尿布过渡到便盆，并且在这个过程中不断得到确认，他们依旧可以在这个过程中享受许多与父母在一起的时光。当孩子坐在便盆上时，父母也许可以主动给她读个故事，一起唱歌或者聊聊天（你也许可以同时坐在"大人的便盆"上）。

以下这些准备就绪的信号会让父母们"明白"孩子是真的准备就绪开始接受如厕训练了。这些信号大部分会出现在孩子2岁之后。

更多准备就绪的信号

关于排泄的话语

在孩子快要满2岁的时候，她经常会开始骄傲而兴奋地宣告："我尿尿了！""妈妈，我刚才去大便了。"她甚至会在想要换尿布的时候开始拉扯那些又脏又湿的尿布。

关于排泄的游戏

在2岁的时候，孩子的幻想游戏可以让她围绕自己的身体"产物"去进行各种尝试，掌控其中的困惑与恐惧。她也许会把娃娃或玩具车放在便盆上，然后说："像妈妈一样去嘘嘘。"在快要满2岁的时候，她会使用幻想来重现自己在周围所看到的东西——她在不断地仔细观察和全面吸收。在衡量何时该把便盆介绍给孩子时，这个准备就绪的信号也许是最重要的。

穿衣服、脱衣服——"我自己来"

2岁孩子可以拉起自己的袜子，她可以拉掉自己的上衣，拉下自己的裤子，然后在即将满2岁时，能够把它们再次穿上。她对自己的身体越发具有意识，也有自主穿脱衣服的独立性。

意识到他人是如何使用便盆的

2岁孩子已经有能力且会尽力发现他人都在做些什么，这也是一个孩子用来学习如厕的重要方式。记得当听见我小便的声音时，孩子会一路小跑到我身边观察我在干什么。"我要去用自己的马桶了，有一天当你也想要这么做的时候，你也会去用你自己的小马桶，你会长大的。"但不要把使用马桶设定为一个要求，不然她更有可能会在日后进行反抗。

越来越多的模仿行为

尽管模仿行为在更早的时期出现，2岁孩子的模仿行为变得更加有趣与复杂。模仿行为在这个阶段甚至是令孩子们迷恋的。现在，不仅仅小女孩会模仿妈妈或小男孩模仿爸爸，他们也会模仿哥哥姐姐和小伙伴们。观察一群2岁的孩子们是如何一起玩耍的，其中一个孩子会模仿出另一个孩子一连串的行为，在这个过程中他看上去甚至都没有怎么观察过对方。2岁是模仿行为出现最频繁的时候。通常家里的老二和老三几乎不需要如厕训练，因为他们会模仿哥哥姐姐们学会自主如厕。

如果父母可以耐心地等到孩子至少2岁，利用这些发展脚步来导入便盆的概念就变得非常简单了。当这里的一些信号开始出现时，父母们经常会来到我面前说："宝宝已经很能意识到自己在大便或小便了，为什么我不能现在就开始呢？"毋庸置疑的是，即使当这个孩子只有18个月大时，我也可以在等候区观察到她指向自己刚尿湿的尿布，或者在排便的过程中发出低吼。但当她有上述行为时，她会让自己躲在角落里。这是一条非常重要的线索——尽管她已经开始学习了，但她还没有准备好和我们分享这个学习过程。我会鼓励这个年龄阶段的孩子们的父母再耐心等待更多准备就绪的信号出现，比如表现出想要进行模仿的愿望，或者想要把东西归位的愿望等。

当父母等不及而把孩子送上便盆，孩子可能会是顺从的，但观察她的面部，她看起来面无表情。当你飞速把她带往厕所时，她会双眼无神地望向你。她的双臂无力垂下，腿脚紧绷。她仿佛是在表达："我还没有准备好。"父母需要尽最大可能去尊重这些暗示，孩子的表现在告诉我们当这个重要发展步骤被他人替代执行时，她会为此付出多大的代价。

还没有准备好的信号

当孩子有如下情况时，说明她并没有准备就绪。

1. 站在便盆旁但依旧尿在地上。

2. 并不想要脱去尿布，当父母试图这么做的时候她会尖叫和反抗。

3. 虽然脱去了她的尿布，但是把大便弄在了地上。

4. 两腿分开，外八字迈着大步，然后一屁股坐在满是排泄物的尿布上。她看起来并没有觉得不舒服，反而挺开心的。

5. 当她排便时，会躲在一个角落或衣柜里，然后发出低吼声。

6. 当父母指出她看起来像是要排便时，她大声说："没有，没有，没有！"

7. 对使用便盆或马桶表现出各种阻抗的迹象。

她需要全然的掌控感

当如厕训练可以一点点逐步推进时，这个过程就更有可能会成为父母和孩子之间共享的一段经历。只有当孩子表现出兴趣时，才是时候给她介绍下一步是什么。如果孩子在2岁左右表现出叛逆倾向，并且和循序渐进过程中的任意一步发生了冲突，那么就要迅速退回到之前的步骤中，你甚至可以试着再次从头来过。你可以给自己信心："当她准备好的时候，我们会重新再来。我会观察她是否准备好接纳已掌握的步骤，并且观察她是否为下一步准备就绪了。"孩子可能很早就明白如厕训练的概念，但这并不代表她对此已经准备就绪了。你可以让她指引你。只有这样，你才更有可能不会碰壁——要么被她拒绝，要么导致孩子憋大小便。

如果孩子感受到了你急切的心情，她会感觉你仿佛要夺取她即将获得的胜利果实，这种情况下她会"罢工"。有时候，甚至孩子自己都意识不到她对你迫切的心情是如何以被动的方式回应的。你也许会问："她怎么会知道我有多迫切呢？"你可以问问自己，每当你告诉她"停下"的时候，她是如何知道你是认真严肃的？当父母用的是命令的口吻并且面部表情也与之相配，和当父母用的是随意的语调"请不要这样做，亲爱的"并配以相关表情时，孩子马上就能辨别出两者之间的不同。她能很敏锐地察觉你的方方面面，那么父母对孩子的敏锐度有那么高吗？

如果要和孩子共同经历如厕训练，你必须要对她的各种细节保持敏锐。因为她需要全然掌控这项任务，她一方面需要自我控制，另一方面又需要前去一个你指定的地方。为了在你面前好好表现一番，这需要孩子很大程度上的服从。但当她失去这个过程中的控制感时，会忍不住体验到令人痛苦的压力。做好准备让她来引领你——你必须要做到这一点！

如厕训练循序渐进"五步法"

第一步

当她准备好使用自己的便盆了，带着她一起去挑选一个。她需要一个能放置在地板上的便盆——一个专属于她的便盆，并且她能够拖着这个便盆在房间里到处走。当孩子理解了父母的愿望时，可以把最喜欢的娃娃或毛绒玩具先放在便盆上比画一下。你可以这么对孩子说："这是你的便盆，这是我和爸爸的（或妈妈的）。现在你有你自己的便盆，总有一天你会和我们用一样的方式使用马桶。"不要在小男孩的便盆上使用导流板（一种为了让男孩尿液流入便盆的塑料罩），他迟早会一屁股坐在上面弄疼自己。那样的话他就会再也不愿意使用便盆。

当男孩学习在便盆中小便时，他会为嘘嘘制造出的声响感到无比愉悦。很快他就会学会如何通过把阴茎压低以避免把小便弄到便盆外面。或者，他也有可能会想站着尿尿，并把小便弄得到处都是。不要让小男孩一开始就学习站着小便，因为如果那么做的话，他就永远不会愿意坐下小便了！毕竟站着的时候，他有太多好玩的目标可以实现，一会儿对准便盆里面，一会儿对准便盆外面。

第二步

　　如果孩子对她的新便盆表现出任何兴趣，让她穿着尿布坐在上面，或全身穿着衣服坐在上面，同时你坐在"你的"马桶上，一下子让屁股接触冷冰冰的便盆对孩子而言会是个难以逾越的步骤。允许孩子坐在那里足够长的时间，直到她失去兴趣。当孩子坐在便盆上的时候，可以给她读个故事，或者编个故事，或者给她唱歌。如果她想要起身离开，要允许她那么做。你只是在介绍整个流程——每天就进行那么一次。现在让她脱去裤子坐在便盆上还为时过早。当孩子准备好排尿或者排便的时候，先不要去"把屎把尿"。

第三步

　　一旦她习惯了在你坐在马桶上时她也坐在自己的便盆

上，并且当你们都坐在那里时会和彼此沟通，那么换尿布时可以把她带去卫生间，并且把换下来的尿布放在便盆里。孩子可能会对此表示抗拒。我的一个儿科小来访者曾对她的妈妈说："这是我的便盆，你不许把它弄脏！"如果孩子不想把她换下来的尿布放到便盆里，你就要停止那么做。但如果孩子愿意的话，每天可以选择1～2次在孩子换下脏湿的尿布时把她带到卫生间里，让她把换下来的脏尿布扔进便盆，以加深她对两者之间关联的印象。她甚至可能会在需要去卫生间完成这趟旅程时主动提醒你。当尿布湿了或脏了，她可能会说："去便盆那里。"也许你也可以开启便后洗手的流程，让孩子站在一个小脚凳上，让她"像你一样"洗手。观察她的面部表情，看看她在这些固定流程中是否会保持兴趣并愿意投入。

第四步

这是很大的一步：提出脱去她的尿布，并且让她光着屁股跑来跑去。把便盆放在她的房间（或者如果有多余的，还可以在院子里放一个。如果附近有邻居的话，一些父母可能会更愿意让孩子穿上能轻松穿脱的裤子）。询问孩子是否愿意让你帮助她"去厕所"。神奇的是，她也许已经有这个概念了，并且

她也许准备好了去使用便盆！如果的确如此，你也不要太过热
心，用平静的声音让她知道你脑海里在想些什么："你用便盆
的样子就和爸爸妈妈用马桶一样。"但一定要保持平静，无论
你对此有多么兴奋。如果你看起来太过兴奋，这会令孩子感到
不知所措。并且在这个过程中，你可能会干扰到让她为自己感
到骄傲的可能性。

第五步

如果她的确很享受完成上述步骤的感觉，而不仅仅是试图
每天都让你开心一下，那么就可以让她穿上自主穿脱的训练
裤，然后，她就真的走上正轨啦！

当孩子有兴趣的时候，可以让她把自己的粪便从便盆里倒
到大马桶里。千万别忙着在孩子对此还保有浓厚兴趣时就把它
处理掉。

当孩子有兴趣的时候，你可以让她自己冲掉排泄物。

当孩子有兴趣的时候，你可以给她一个脚凳或者踏板，

让她爬上大马桶并坐在上面，"就像爸爸妈妈哥哥那样"。但也许明智的做法是让她反坐在马桶上，面朝里，这样的坐姿让她有机会看到自己的小便是如何从身体里出来并掉到厕所水里的——对这个年纪的孩子而言，这是种神奇的体验。或者，也可以在大马桶上放置一个儿童便圈，使之变得更小更安全。在很多情况下，孩子打滑时会感觉自己要掉进马桶里似的，这简直太可怕了！如果那样的情况发生了，最好推迟到很久以后再进行类似的尝试。让一个男孩反坐在马桶上也可能会让卫生间地板免于遭受"洗礼"。但我依旧建议你做好心理准备，当一个男孩探索喷射小便的乐趣时，卫生间地板总是会被弄脏的。

当男孩有兴趣时，在学习坐着使用便盆之后，他可以学习站着小便的方式，"就像爸爸和哥哥一样"。

当孩子有兴趣时，试着在午睡的时候给她穿上训练裤，但如果她还是弄湿了裤子也别太惊讶，别让她感到自己是失败的，可让她快速回到穿尿布的状态。如果你能相信这只是暂时延缓而已，你就能够提供她所需的信心与鼓励（亦可参见本章下一部分中的"'整夜干爽'不可强求"）。

3 ~ 5 岁

可能出现暂时性的倒退

到了3岁时，大多数孩子已经完成了如厕训练，并且准备好面对新的挑战与胜利。有一些孩子还没有准备好，还需要更多的时间。但无论是哪种情况，新的要求与压力都会让孩子暂时偏离轨道。

以退为进：在很多家庭经历压力后，例如搬迁、某一方父母的离开或者新生命降临等，你需要做好心理准备面对孩子退回到以前的状态。当已经学会如厕的孩子再次尿湿裤子或拉在裤子上时，你不需要对此感到挫败，但需要认真观察孩子是否会对此表现出沮丧。你需要帮助她去理解外界压力，并且接纳这样的暂时反应："一个新的小宝宝对我们所有人来说都是一个巨大的变化，此刻你当然会需要重新穿上尿布。不用担心，不久你还会穿上训练裤的，并且会回到正轨上来。很多孩子在这样的事情发生时会需要从头来过。"

家庭中的任何重大事件都有可能会带来如厕训练中的退行。孩子需要面对的许多变化都会导致这种状况，例如去一个新的幼儿园，或者搬迁，或者迎接一个新的婴儿等。任何新的恐惧（这在四五岁孩子当中很常见）都有可能让她出现行为倒退。如果她感受到自己在你眼里是个失败者，这也足以导致她的行为暂时出现倒退。如果她生病了，她也可能会失去最近刚攻占的胜利高地。

你一方面需要一次次给孩子信心，另一方面也需要细心接受她的引领。她的自尊感有时会岌岌可危。进行如厕训练有时候就和发展中的其他步骤一样，如果孩子可以为自己做这些，这将增强她的自信心；如果她是为了你而做这些，或者如果她感觉自己失败了或让你失望了，那么她对自己积极良好的感受就会受到威胁。没有任何一项成就值得孩子付出如此的代价。当她准备好再次保持干爽，她可以先从白天开始，然后是午睡时间。当她能够向自己证明午睡时并不再需要尿布时，你可以提出帮助她在夜间实现干爽，这是整个过程中最困难的挑战。鼓励她为了这项新任务调整预期："你也许会经历一系列波折，特别是一开始的时候，但你最终会达成目标的。"确保她已经做好准备来进行这一步了，这样你才可以确信自己不是在把孩子推向失败。

"整夜干爽"不可强求

我自己的一个孩子在学习夜间不穿尿布时进展非常缓慢。某天清晨,当我在帮他换床单时,他说了令我惊讶的话:

"爸爸,你为什么那么在乎这件事情?"

"并没有啊。"我坚决地说道。

他眼睛都没眨一下就迅速回应:"有的,你有的。"

他不仅说中了,并且在这样向我指出之后,他再也没有尿过床了!我当时完全没有意识到他的挣扎对我而言意味着什么,而我的压力对他而言又意味着什么。

为什么我们如此在乎,以至于会把自己的压力加到孩子头上?我曾听一个4岁孩子说:"我是永远不可能在晚上保持干爽的。"这听起来太沮丧了!到5岁的时候,大约有20%的孩子还是会在夜间尿床,这样的孩子并不需要觉得这是个巨大的失败。不幸的是,他们依旧经常那么觉得。

如何做到整夜干爽

·不要开始这部分的训练，除非孩子准备就绪了，并且要求"晚上不穿尿布"。

·不要太早开始。如果太早开始了，孩子会在失败的时候感觉很挫败，并且会不想要再试一次。

·等到她午睡可以不用尿布时才开始。

·等到她能够在白天一段比较长的时间（3～4小时）里不用上厕所或使用便盆才开始。

·让孩子穿着尿布和训练裤，直到你很确定她可以向前走一步了为止。即使如此，当她失败的时候，还是要退回那些最早的做法。

·永远不要羞辱她。

·当她午睡时没有尿床，或者早上醒来时是干爽的，不要表现得过度兴奋。再一次强调，这是她的成就，不是你的。

·主动提出晚上在她床边放一个小马桶，特别为此购置一个小马桶，用夜光笔装饰一下，将之命名为她的"专用夜间便盆"。

·在你上床睡觉前把她叫起来上厕所，确保她当时确实是醒着的。如果夜间带孩子去便盆上小便时她是睡着的，她就没办法通过这个过程学会在夜间自己起床去上厕所。

· 在床单下垫一块隔尿垫，这样小便时就不会弄湿床垫，这样即使她尿床了也不是什么大不了的事。

· 限制晚餐后的饮水量，喝得越少越好，但尽量不要在这件事情上大费周章。你越是在乎这点，她越是会感受到压力，这些都无助于配合她在夜间脱去尿布。

· 在孩子有兴趣的前提下，鼓励她白天在想要小便的时候试着多等一会儿。如果她可以多憋一会儿小便，将能提升她的膀胱控制能力。她也可以通过尝试去中断和开始排尿来增强括约肌（放松和收缩膀胱的肌肉）的控制力。

为了身体的私密性而憋便

在这个阶段，孩子有时候可能会开始憋住她的大便，在自己必须要大便的时候躲在一个角落里。她以这样的方式来让周围人意识到她多么需要保持身体的私密性。

很多孩子会想要"自己经历这个过程"，而尿布使得他们可以随时随地经历这样一个过程。让孩子知道你明白这种感受。"我们可以用回尿布或训练裤的。你来决定，不用担心。"确保你不会把自己内心的沮丧加之于她。如果孩子一直憋大便，可以和儿科医生讨论给她使用一些大便软化剂，这样排便时就不会因为粪便过硬而弄痛她。在真的需要这么做的前提下，早点使用这些温和的药物可以避免一些更加激进的干预方式（例如使用矿物油、泻药、肛门栓剂或灌肠剂等）。一旦粪便的确硬到令她疼痛不已，那么排便对她而言势必会成为一件恐怖的事情，那样她只会更加努力地憋住大便。

孩子憋大便怎么办

观察孩子的表情和体态，试着去理解她想要表达什么，以及她何时会再次准备好尝试便盆：

· 永远不要放弃希望，或者开始逼迫她。

· 永远不要因为失败而惩罚她。

· 不要让别人干扰你们的流程。

· 在孩子没有准备好之前，不要清理排泄物或把她的排泄物冲走。

> ·向医生或护士求助，比如使用一些大便软化剂，这样可以避免让孩子因为大便过硬而在排便过程中承受太多痛苦，那样的体验是令人恐惧的。

浴缸里的"失控时刻"

父母很可能会被这个常见事件吓到，但父母表现得越平静越好。如果你能做到的话，把排泄物从水中捞出，滤网或鱼缸里用的那种小渔网也许都可以派上用场。在她完成排便过程后把水换掉。所幸的是，孩子对其排泄物中的细菌有很好的免疫力。如果你当下表现太过兴奋，那些反应会刺激孩子在未来再次重复这个过程。当她对使用便盆的兴趣越来越大，你可以把便盆放在浴缸里，看看她是否能及时把大便留在便盆里。也许这可以帮助她建立起联想，知道排泄物最终应该去哪里。

男孩们的"消防游戏"

当一个男孩子刚发现自己可以喷射小便时，他一定会不断去试验。你家里的后院有没有一个足够温暖安全的角落可以让他在不穿尿布和衣服的时候去这么玩耍？可以告诉孩子客厅不是可以这么玩的地方，但他可以到室外去试试。如果没有那样一个地方，试试浴缸或淋浴房。如果他在试验的时候得到了你巨大的回应与反馈，他一定会再次尝试以不断让你成为其中的一部分。在孩子并没有期待或要求你进行关注的时刻，你突然全神贯注地陪伴他，会让他感到惊喜。当你需要试图限制他在哪里小便时，那些全身心陪伴的时刻可以中和这个管教过程中的张力。

总是来不及上厕所

有时候当孩子沉迷于自己正在玩耍的东西时，意外会发生：他们会"忘记"自己必须要去上厕所了——等意识到的时候已经太晚了。当他们真的到达厕所时，已经没有时间让他们可以脱下裤子、拉下拉链并且坐到准确的位置上。可以观察她是否同意让你时不时地对她进行一些温柔提醒（"你要去上厕所吗？"）。但不要做得太夸张了，因为那样的话对她也会变成一种压力。相比事后的一些补救措施，这是更偏重于预防的一个步骤，并且这会让孩子自己更关注其膀胱的状态。同时，需要确保孩子的衣物是可以轻易穿脱的。腰带肯定会放慢一个小男孩脱裤子的速度。背带裤的背带也很难解开，除非孩子可以直接从肩膀把背带拉下来。

对这个年纪的孩子而言，他们很容易会失去一些已经取得显著进展的领域，有时候这种倒退是孩子为即将前进一步所付出的代价——这就是触点，可以观察孩子即将展开的新挑战会是什么。

这样的一些行为倒退会让孩子感到焦虑，她可能很容易失去信心或感觉内疚。她甚至会担心自己永远都不会长大，或者她永远都无法令父母满意。你可以向孩子保证，这些后退的状况在每个人身上都会发生，并且它们并没有看起来那么严重，那么令人绝望。

入托后可能会出现倒退

如果孩子还在上幼儿园，可以和她的老师讨论你和孩子商定的应对行为暂时退行的操作流程（例如，避免压力、在孩子有需要的时候穿上尿布等）。如果老师可以通过执行这些流程的方式来支持孩子，那么孩子就不会感到困惑。不然的话，她会纠结于如何同时取悦老师与父母。当然，作为父母，你对她和她的自尊感而言始终是更重要的人。但当孩子感到沮丧时，她会想要从生命中所有重要的成年人那里得到认可。

可以理解的是，老师们会急切地想要让孩子再次回归如厕训练。他们可能会不知不觉流露出比他们能意识到的更多的压力。不断出现的尿床或憋大便的现象是一个让你和老师去进行更多讨论的信号。孩子可能会在学校里表现出顺服，但会把大便甚至小便憋住，等到了家之后继续出现退行或尿床的现象。允许她经历这样的过程，去理解这个过程并且帮助她也理解这一切："你那么努力想要让老师高兴，在家的时候已经没有办法再做到那样。我不会要求你此刻立马要做到，你已经非常努力了。"确保你在家里不会给她施压。如果你在家里的确逼迫或责骂了她，那么就需要勇气去道歉："很抱歉，我那么心急，你别担心，慢慢来，我现在已经理解了。"

需要父母温柔而坚定的支持

一个3岁的孩子和她的妈妈一起来见我，因为这个刚完成如厕训练不久的孩子又开始尿床和遗粪了。妈妈告诉我："她就是不愿意使用便盆，我知道她很清楚自己到底在干什么，她过去已经习惯用便盆了。"当我开始想要回应的时候，她开始要求让孩子等在候诊室里。她说："我不想在她面前讨论这些。"我回复说："不。这是她自己的事情，并且我想让她知道我接下来想要说的话。她已经知道这些状况对你而言多么困扰了。"当时，小女孩在我的诊室里玩着过家家，仿佛并没有在听我们到底在说什么。我继续说："这需要让她自己来，允许她退行一点点，允许她穿回尿布或训练裤，并且不要逼她。也许你并不喜欢这个建议，但我想如果你能够因为逼她而道歉的话，这也许对她会是个很大的帮助。"这位妈妈看起来是赞同的，但我也不是很确定。

第二天，这位妈妈给我打电话说："你知道吗，当我要求她坐上便盆时，她对我说'布教授说了要让我自己来，这是我的便盆！'，她把你说的每个字都听进去了。"我回复说："如果你可以让她自己做主，她就能决定何时准备就绪。现在，你需要向她道歉。然后，再也不要就此事发表意见。"后来，这位妈妈告诉我，她3岁的女儿面对道歉非常快乐地点头表示赞同。1周之后，孩子再次开始使用便盆，而在此之前妈妈没有就此再发表过任何意见。

孩子需要你的支持与理解。每个发展步骤都需要孩子付出许多。当孩子能够并且会把退行留给你时，这是令人庆幸的，因为她知道生命中那个最安全的、最重要的人可以理解、接纳并最终帮助到她。

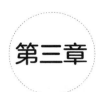 **如厕训练**
遇到困难怎么办

第三章

每个孩子都不同，父母要做的是理解并尊重孩子自己的节奏。

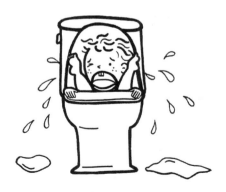

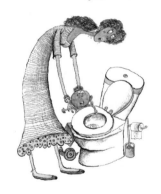

宝宝如厕训练没烦恼

新生儿的便与尿

新生儿和小婴儿进食与消化的方式与大孩子截然不同，难怪他们的大便和小便形态也截然不同。我们在这里用更加详细的笔触描写了这些排泄物，尽管有些父母也许不想读那么细致的文字，但希望这可以帮助大家做好心理准备以面对任何"惊喜"。

每个人在长大的过程中，一定会排斥嫌弃各种排泄物，很多父母在开始需要处理宝宝的大小便时却出乎意料的平静，这会令他们自己感到惊讶。如果那些犹豫是否要参与这部分工作的爸爸可以早点上手，他们会发现这个过程所带来的不适感很容易消除。

新生儿的大便

在最初几天，新生儿的粪便通常是黑色黏腻的，被称为"胎便"。胎便基本上会在婴儿出生后的两三天内完全排出。如果两三天之后还出现黑色大便，那么就需要通知儿科医生。有时候，新生儿出现黑便，可能是他在母亲分娩过程中吞下的血，也有可能是出生后吃奶时妈妈乳头有出血。如果新生儿大便中出现鲜血，总是要告知儿科医生的。

在深黑色的胎便消失之后，宝宝很有可能会制造出发绿的或发黄的凝乳状粪便。这些凝乳状粪便中通常带有颗粒与黏液，并且排泄比较频繁。通常每次给新生儿换尿布的时候都会有一些带黏液的粪便，每张尿布上都混合着小便与大便。

而排出这些粪便需要很大的力气。新生儿可能每次都会蜷起双腿、脸涨得通红、低声吼叫，甚至大哭起来，仿佛经历着极大的痛苦。如果他的肛门在使劲的过程中撕伤了，你可以看到裂口，并且尿布上也会有血丝，在这种情况下你要清洗干净你的小指，蘸取一些凡士林涂抹宝宝肛门内约0.6厘米深的地方以覆盖裂口。这样应该很快就能痊愈了，如果没有好转的话，一定要去看儿科医生。

在头几天之后，粪便的形态反映出新生儿的喂养状况。母乳喂养的婴儿很可能会一天多次排出大量软黄的粪便，但异味并不是很大。当我去拜访新生儿家庭时，可以通过房屋中的气味判断孩子是不是母乳喂养的。母乳喂养宝宝的粪便闻起来"甜美而温和"——如果这是真的就好了。芥末色甚至发绿的粪便在母乳喂养宝宝中都是常见的。

在3周左右时，很多母乳喂养新生儿的排便模式会突然发生变化。在此之前，他们可能一天要排便8～10次，但到了第3周时，我曾经见到过一些母乳喂养的宝宝突然开始一周只排便一次了。在工作中我还曾遇到过两个每9天排便一次的宝宝，一个每10天排便一次的宝宝——排便非常规律和可预测。我赞美了那些父母们的耐心。

很多在这个阶段等待孩子排便的父母会担心："他还好吗？我应该打电话给医生吗？他每天都有用力和低吼的时候，仿佛很想要大便。我尽量不通过塞肥皂条之类的方式来帮助他通便，但如果我真的忍不住而那么做的话，他只是排出气体和少量黏液，并没有粪便。"我曾在工作中给予许多母亲信心，当他们的宝宝完全是母乳喂养，并且看起来生长得不错，他们就不需要为排便频率低而担心。有个妈妈和我一起等待宝宝排便8天，然后在排便前后我们都给宝宝称了重，我们惊奇地发现，排便后宝宝竟然一下子轻了约110克！

当一个母乳喂养的宝宝很多天没有排便时，这让我看到了母乳的优越性。小宝宝几乎可以吸收母乳里的所有物质，只有很少量未被消化的残渣需要被排出。这种排便模式的宝宝可以成长得很好。他们的排便时间模式会在6个月左右开始添加辅食时再次发生变化。

配方奶喂养的婴儿从来不会这么长时间不排便。他们的确会有规律的排便——通常一天4～6次，至少每天1次。他们的粪便通常体积更大、量更多、呈暗褐色且异味强烈。这是因为宝宝无法完全吸收配方奶中的牛奶成分。母牛的奶是为了小牛而设计的，人类婴儿的肠道中并没有全然消化牛奶所需的全部种类的酶。

在配方奶喂养的前提下，如果婴儿的大便里有黏液或血液，那么有可能是对牛奶不耐受或过敏的信号，并且需要采取措施，及时去看儿科医生。如果孩子开始出现有规律且激烈的吐奶，或者他的四肢或颈部开始起红疹，那么他可能需要更换配方奶。但最好和儿科医生共同进行评估，以制订出一个你可以精心执行的方案。很多婴儿从一种配方奶过渡到另一种配方奶时速度太快，以至于让所有人都搞不清楚到底是哪种奶粉导致了过敏。

在排便时，配方奶喂养的宝宝也会像母乳喂养的宝宝一样蜷曲、用力和涨红脸。如果大便太硬，或者导致肛门出血，那么就需要和儿科医生讨论是否要加一点西梅汁，或者调整所使用的配方奶。

不管是母乳喂养还是使用配方奶，你很快就不会太在乎宝宝的大便是什么样子的了。相应地，你会开始发现每次换尿布的时间都是了解宝宝的绝好时机。每次换尿布的时候，你都有机会去吟唱，去微笑，去和他咿呀对话——并且也让他了解你。在你给宝宝换尿布的时候，他可能会充满感激地看着你。几乎每个新手父母都会问同一个问题："我该怎么学会如何照料这个宝宝呢？"答案就在这些日常的互动中，这些简单温馨的小时刻就是你的机会。

新生儿的尿

通常，新生儿的尿液颜色泛红，3天后这样的状况应该会消失，因为这时婴儿的肾脏通过调节已经适应了母亲子宫以外的新环境。几乎每过1个小时尿布就会变湿，如果宝宝4～6个小时内都没有排过尿，务必要联系儿科医生，因为通常这意味着你的宝宝没有摄入足够的水分，或者他摄入的水分无法弥补流失的水分，比如宝宝发生了呕吐或腹泻（参见"腹泻"）。有时候，女宝宝会在出生后短暂地从阴道排出血液，这意味着妈妈身体分泌的激素在她们小小的身体上产生了一些影响，不用担心。

通常妈妈产后要过四五天奶才会完全下来。因此，新生儿的小便一开始是稀少的，颜色也较深。如果有必要的话可以额外喂些水，当乳汁充盈时再看看孩子排尿是否变得更加频繁且小便颜色变淡。一旦宝宝开始全心全意地吃母乳或配方奶，一天至少会尿湿6片尿布。

在炎热的日子，两顿奶之间需要给孩子额外补充一些水分。孩子的尿液应该是很浅的淡黄色，尿液颜色变深意味着他需要更多的水分。记住，某些物质或药物并不能被小婴儿全然吸收，也可能导致尿液颜色的变化。当婴儿的尿液出现任何颜色变化时，一定要联络儿科医生。

布尿布or纸尿裤

很多父母会考虑到底该使用哪种尿布。布尿布很柔软，感觉很健康。如果有一个负责收集、清洗尿布并送回的公司，那么这似乎是种轻松的方案。但实际情况是，脏尿布会堆积起来，并且会发出难闻的味道。

如果你有足够的精力，可以用温和的洗涤剂自己洗尿布。有的婴儿会对某些洗涤剂过敏。如果使用布尿布的婴儿在尿布盖住的区域长了红疹，那么洗涤剂过敏是一种需要考虑的可能性。如果用布尿布的话，就需要使用尿布兜以防"侧漏"。但尿布兜依旧需要经常替换，因为尿液中的氨会残留在尿布兜上，而这种物质也会刺激婴儿皮肤。

美国的大部分父母都选择使用一次性纸尿裤（尽管纸尿裤更贵且会加重垃圾填埋场的负担）。纸尿裤更换方便，用后扔掉即可，没有清洗尿布的烦恼。而且，只要纸尿裤穿得服帖，父母抱着小宝宝时也不会被侧漏的尿液或粪便弄脏。

但纸尿裤的塑胶部分由于黏性极好，也有可能会像尿布兜一样沾染尿液中的氨，然后导致尿布疹。不过，许多一次性纸尿裤都经过了防氨预处理工艺，这样就可以减少尿布疹的发生。

到底用布尿布还是纸尿裤，这是每个家庭自己的选择。尽管每个婴儿个体可能会更适合其中一种（例如，由于对洗涤剂敏感，使用纸尿裤时较不容易出现尿布疹）。但总体来说，对婴儿而言，用布尿布还是用纸尿裤从感受层面而言区别并不太大。

训练裤

体验掌控感的方式之一

"像个大孩子一样"穿训练裤也是较小的孩子体验掌控感

的方式之一。为了取悦周围的人，每个幼儿都想要使自己变得和周围的人一样。但如果这种归顺意味着"更像个大人"，那么就多了一重动力——幼儿会感觉能为自己做主。"像个大人一样"体现了他全新的力量，怪不得即使出现了意外状况，他也不想要放弃穿着训练裤。你需要逼迫他吗？我并不那么觉得。我会在一些孩子压力特别大的时期主动给他提供尿布，例如旅行中、夜间和午睡时。与此同时，你需要尊重他想要采纳自己想要的方式的意愿。

当孩子拒绝用回尿布，即使他看起来需要尿布的时候，父母该怎么做呢？

1. 给孩子穿两条训练裤；

2. 使用隔尿垫（例如在床垫或汽车座椅上放隔尿垫）；

3. 向他保证他可以通过很多不同的方式"做个大男孩"，比如走路的样子、衣着和说话的方式；

4. 赞扬他那些为了想要"长大"所做的努力；

5. 如果他穿着训练裤，可以提醒他，他能够自己把裤子脱下来，自己换掉弄脏的裤子，甚至自己把它放进洗衣机里。

孩子是如此努力想要"做个大人"。

对马桶冲水的恐惧

许多两三岁的孩子在进行如厕训练时会对马桶冲水心怀恐惧。因为这个年龄的孩子会担心失去自己身体的一部分——他会把排出的便便视为自己身体的一部分。

同时，这个年纪的孩子刚刚经历了对自己独立性的探索——他能用最新掌握的、从大人身边走开的技能来和父母进行分离。为了进行这种探索，孩子需要依赖他在更早期所取得的成就（对客体永续性的理解），这种能力使孩子能够通过"心灵的眼睛"去"看见"一些不可见的事物，并且理解一些事物（包括他的父母）在自己看不到的前提下也依旧是存在的。他已经检验和试探了这些新技能，这使得他能够经历一些分离。

但他依旧处在努力适应各种分离的过程中，"如果我离开自己的爸爸，他会离开我吗？"然后，当他迈出如厕训练的一大步时，孩子会禁不住想："我的大便去哪里了？为什么我要丢弃它们？如果我掉进马桶也被冲去某些地方怎么办？"那些听力过度敏锐（听觉过敏）的孩子甚至会觉得马桶冲水的声音本身就很恐怖。这些恐惧在父母看来是荒诞可笑的，并且他们会想要让孩子克服这些念头。这时父母需要耐心等待一下，如果孩子看起来有些害怕，那么在他在场的情况下先不要冲走他的便便，给他一些时间。

同样是在这个年龄段，孩子开始对着浴缸里的水流漩涡表现出忧心忡忡的样子。"爸爸，这些水到哪里去了？我也会掉下去吗？"有时候，水流向下排放时发出的声音也会令一些孩子感到害怕。

当孩子对如厕训练越来越感到自如，在过去几个月已经渐渐适应，而且在其他领域也觉得胜任，也许他就准备好看着父母冲马桶了。他也有可能会想要自己冲马桶，一遍又一遍地试验。但依然不要操之过急，也许他可以通过玩一些陶土马桶模型玩具来演绎出内心的恐惧感。同时父母需要小心，他可能会把一些不可降解的东西丢进马桶，最终造成下水管堵塞。最终，你会看到他准备好去冲掉自己的粪便，也许他心里还是会有些害怕，但也会感到新奇。我建议父母们在孩子做好心理准备之前认真对待他心里的那些恐惧。

站着小便

"教"一个小男孩站着小便从来都不是问题。当他的爸爸或哥哥站着小便并发出很大声音时，小男孩会冲进厕所。他看上去神采飞扬，"我也会那么做"。他把阴茎从自己的裤子里拉出来，原来他也会四处喷洒呢！他可以用尿液在灰尘上描绘出图案，也可以用尿液在草地上留下印迹。他可以喷射马桶盖，最棒的是，他完全可以看到自己是怎么做的！

但最好避免在男孩学会坐下排便之前就教他站着小便。不然的话，他可能在任何情况下都不愿意坐下来使用便盆。一旦孩子学会了坐下排便的方式，然后就可以教他如何对着马桶里的水喷射出声音，或者对着塑料便盆的边缘喷射。孩子对此会很兴奋。

我记得在一个炎热的夏日，一个4岁小女孩看着她的小伙伴——一个4岁小男孩在自家的后院里站着小便，她也想要试试。女孩脱下了她的裤子，拉起裙子，肩膀后拉，背部微弓，然后把臀部尽量向前顶。居然成功了！也许你的女儿也会想要"反过来"坐在马桶上，这样她也可以看到自己的尿液是如何溅射在马桶里的。

尿裤子

父母对此的反应越小越好

意外总是会发生的，通常它们会出现在一个孩子承受着压力或者面对新的要求做出调整的阶段，但也可能出现在一个孩子咳嗽发作或不得不长时间憋尿的时候。甚至当孩子傻笑时，他也有可能会突然尿湿了裤子。当孩子对玩耍感到无比兴奋时，他很容易无法对膀胱发出的信号保持关注。孩子可能会出现扭动、蠕动，甚至憋尿的姿势，父母会知道这是他想要小便的前奏——即使孩子自己并不那么觉得。在这些时候，孩子需要的只是温柔的提醒："你需要去小便吗？你上完厕所后可以回来再继续玩的。"总而言之，父母对如厕意外的反应最好能被降到最低，对这些事件的注意力越低越好。

当孩子小题大做时怎么办

当偶然的尿床或遗粪发生后，孩子很可能会小题大做。你可以观察他的表情——他看起来是否伤心和担心？他是否垂头丧气？这些信号都说明他把意外想象得太严重了。让他感受到你的理解，你可以帮助他理解为什么他会出现意外。"你刚刚开始习惯不穿尿布，这个阶段当然会出现一些失误，特别是当你和哥哥大吵了一番之后，或者妈妈要离开（父母可以提及孩子面临的各种非常见的压力）。有时候我也会紧张，然后我就会犯错。不用担心这样的意外，这并不是世界末日。你在大部分时间都是可以控制自己的。你已经够努力，我真不想看到你感觉如此糟糕。"

如果孩子看起来已经完全被情绪所吞没，那么也许他的心里还有一些更严重的事情。不要刨根问底，但要留心观察。倾听孩子的回应，也许你会听到："在学校里大家都说我是被宠坏的小宝宝，他们取笑我还是个小婴儿。"

二宝到来引起老大倒退时怎么办

意外发生的常见原因是家里又迎接了一个小生命。在家庭经历了最初的动荡调整期之后，当所有人都以为风平浪静了，最近刚经历完如厕训练的孩子可能会再次开始尿床。当新生婴儿刚刚实现一个重要的发展任务时——例如爬行或站立，全家人都会沉浸在小宝宝取得进步的兴奋之中，而这会促发老大们内心的手足之争情绪。再次尿床也可能是他感受到这些全新压力后所出现的症状。

试着去理解老大，并且和老大分享这些理解，而不是对他表现出许多焦躁不安的情绪。在他准备好再次进行尝试之前，允许他再次穿回尿布或训练裤。在无意识里，老大也有可能会模仿小婴儿的行为，但我们无法指望他去面对和理解这些。你也许可以说："要知道，大多数孩子都会在某些时候需要穿回尿布一小会儿，不用担心，这个过程不会持续太久的，你很快会想要再次脱掉它们的。我不着急，希望你也是。当我给你换尿布的时候，你也可以再次体验做我小宝宝的感觉。"

需要去看医生的情况

如果孩子完成了如厕训练后，在一段时间内意外频繁出现，那也有可能存在医学原因。在这种情况下，父母需要咨询孩子的医生。例如，当孩子（特别是女孩）夜间保持干爽几个月后开始反复尿床，就需要带她去看医生以确认是否有尿路感染。

尿床

夜里不尿床是如厕训练中最难的一步

在所有如厕训练的步骤中，整夜保持干爽是最难实现的。

在孩子彻底学会在白天使用马桶之前，不要指望这个状态会发生。当孩子可以整夜憋住小便时，他需要实现一系列技能，包括：

·孩子的膀胱、括约肌（使得膀胱闭合的肌肉）以及尿路其他部分都足够成熟了，并且影响尿液产生的激素分泌功能也足够成熟了。

·睡眠循环也发展完善了，这样膀胱充盈时的感觉才会让孩子从深睡眠状态进入苏醒状态。

对很多依旧在尿床的孩子而言，这些部位都还没有成熟，父母需要尊重他们的节奏。

根据波士顿儿童医院指南，12%～20%的5岁孩子和8%的6岁孩子依旧无法整夜保持干爽。如果孩子已经6岁了，那么就需要和儿科医生去讨论这个问题。首先，孩子需要接受排查，确认尿床并非因为医学原因或一些重大压力所导致。确保在察觉到孩子自我形象岌岌可危时就要给予帮助，甚至要提前一步。当孩子开始限制自己的活动，拒绝去朋友家过夜，或者面对隔尿垫表现出逃避或羞耻的情绪，那么是时候去寻求一些帮助了。

半年不尿床的孩子再次开始尿床

在思考这个问题时，首先要区分如下两种情况：第一种情况是，那些已经保持夜间干爽至少6个月的孩子再次出现了尿床；第二种情况则是，那些还没实现整夜干爽的孩子。如果孩子保持夜间干爽已经至少6个月了，但突然开始反复尿床（通常这种状况足以令周围人感到困扰），重要的是去考虑下列可能的因素。大部分情况下，孩子经历了一些变化、干扰或压力——有时候是温和的压力，例如一次家庭旅行、一场并不严重的疾病、父母一方出差、生活规律发生变化或者一些新的令人兴奋的事件；有时候是较大的压力（搬家或家庭有新成员加入）；有时候可能是一些更严重的压力，比如，尿床也有可能发生在当孩子即将要实现一个新的发展步骤时，在此期间你可以预料到孩子会在另一个领域出现行为上的倒退——这被称作"触点"。

在5岁还依旧尿床的群体中（大约有10%），只有少数孩子是因为医学原因而再次尿床的。首先，要确保医生对孩子的尿液做了检查。孩子在小便时会有烧灼感吗？那些患有尿路感染的孩子们（通常是女孩）相比平时会更尿频一些。这个年龄的女孩如果患上了尿路感染，记得提醒她们便后擦拭时需要从前往后擦，这样就不会导致排泄物携带着导致感染的细菌进入尿道。青少年期糖尿病也可能是另一个原因，这种疾病最早期的症状就是尿频、易饥饿、易口渴但体重并不增加，随后开始消瘦。当反复的尿床突然出现时，还有一种非常少见的原因，即神经系统方面的障碍。

在那些已经可以做到夜间干爽的孩子当中，突然再次开始尿床也可能是由生活中的一些压力事件所触发的。例如，家人或亲戚的死亡或严重疾病、父母之间的严重冲突或者离异等。当已经能够做到整夜干爽的孩子再次尿床时，还有一个并不常见的原因，即孩子遭遇了性侵或猥亵，但如果反复尿床突然发生，看起来出乎意料，那么也需要把这种可能性纳入考量。如果父母有这方面的顾虑，你的儿科医生可以把你转介去有经验的精神卫生专业人士那里进行此类评估。如果事实已得到确认，那么心理支援是必需的。

如果孩子的儿科医生找不到任何医学原因，那么试着寻找可能促发这个症状的压力源。和孩子分享这个压力带来的影响，这样他就可以理解自己退行或"失败"（这是他如何看待这个变化的）的原因。当然，这样的变化发生时你会感到失望，而孩子也很可能会感受到这一点——并且他也会对他自己感到失望。如果你的确感到愤怒或恼火，向孩子道歉，试着这么对他说："我知道你也不喜欢这样，我们会一起面对这种状况。如果我能够帮助你的话，我很愿意那么做。但如果你觉得我在逼迫你做些什么，那么希望你可以告诉我停止那么做。"

孩子持续尿床怎么办

可能的原因：当一个6岁孩子从来没能持续保持夜间干爽，他的儿科医生可能会要排查上面描述的这些原因。但如果尿床困扰发生在6岁以下的孩子身上，那么更有可能是不成熟的泌尿系统或睡眠模式所导致的。下面是一些导致持续性尿床的常见的暂时性发展迟缓。

· 膀胱偏小，或者膀胱大小正常，但无法容纳充盈的尿液。
· 抗利尿激素（ADH）分泌减少。这种机体产生的物质可以控制尿液的产生。有时候，这种激素的人工合成形式（DDAVP）可以由儿科医生开出处方使用，不过最好是留到一些短期的场合去使用，比如在外过夜或参加夏令营的时候。
· 难以从夜间深睡眠中醒来。这种不成熟的睡眠模式会使得睡眠循环无法唤醒孩子去小便，当睡眠不够充足时，这种情况会变得更加糟糕。

对父母而言意味着什么：孩子尿床对父母而言当然会是种心理负担，比如需要洗更多的睡衣和床单、孩子夜间尿床后醒来会干扰父母的睡眠导致严重疲劳，父母也会担心孩子尿床意味着什么以及是否有一天会结束。有时候父母越是想要帮忙，情况就会变得越糟糕——特别是当孩子并没有准备好要配合的时候。然后，这些过程中的挫败感就会使父母的负担更重。但可以令人松口气的是，孩子从来不是要故意尿床的，并且当他准备好的时候，会配合父母一起面对这个局面。大部分这样的孩子（通常他们的尿道发育更缓慢一些）最终可以在不需要额外治疗的前提下战胜这个挑战，如果父母们可以知道这一点，他们也会更放心一些。

父母尿床的"童年阴影"：如果父母本人在孩童时代也曾是个"尿床精"，那么孩子尿床对他们而言可能会有别的一些重要含义。孩子所经历的困难可能会再次激活父母曾经经受过的困难感觉，并且近乎绝望地想要迫切地让孩子停止尿床，尽管孩子可能并没有准备好。当父母自己童年有过尿床经历，他们的孩子也很有可能会尿床：在差不多40%的尿床孩子中，父母一方在孩提时代曾有过相同问题；当父母双方都曾有过尿床问题时，75%的孩子也会遇到相同的问题。也许父母自身的痛苦经历会使他们难以轻松面对孩子的尿床问题，也难以耐心等待。不管在何种状况下，尿床都不需要被视作是个"问题"，除非孩子自己这么看待。或早或晚，尿床这种状况是会消失的。

对孩子而言意味着什么：即使需要寻求帮助，很重要的是，父母需要避免强调尿床是一个重大的问题——对孩子而言这已经是个很大的问题了，即使他看起来并不那么觉得。这对孩子的自尊也许已经形成了威胁。父母需要去认可他在这个过程中的种种感受，但不要火上浇油。

有时候可能会听到6岁的孩子说："和我一样大的其他孩子都不尿床了，我没办法去朋友家过夜，如果他发现我还尿床会笑我是个小宝宝的。以前在幼儿园的时候小朋友们就因为尿床嘲笑过我，我当时说他们是错的，但现在看来他们是对的。我有一天会停止尿床吗？"孩子的挫败感和无望感都会伤害他的自尊。帮助孩子处理这些感受需要成为父母们的关注焦点。

父母可以做什么

等待孩子对整夜保持干爽准备就绪的信号：这意味着他在睡午觉时可以保持干爽，他很想要穿能够直接拉上的裤子，他想要通过你的帮助来保持干爽。在他准备就绪之前，那些穿尿布睡眠的时光能够确保你们双方睡眠充足。太早开始如厕训练并不会带来任何好处。过早对孩子施加这方面的压力可能会增加以后的尿床风险。在那些已经尿床的孩子当中，压力通常会导致更多尿床情况的出现，这当然会影响孩子的自我形象。

"膀胱力量"训练：鼓励孩子在白天进行下列练习，以强健膀胱和括约肌功能，使得夜间膀胱贮尿功能更加良好。

· 当他感到想要小便时，让他试图多憋几分钟；
· 当他开始小便的时候，让他试着操控尿流的开始和暂停；
· 帮助他练习从床上起身前往便盆的过程。

一旦你的孩子知道了如何进行那些"膀胱力量"训练，让他自己进行练习，这样他就会知道这是他自己的事情而不是为你而做。如果他表示反抗，千万不要对此有过多纠缠。

帮助孩子克服尿床问题

· 用隔尿垫罩住他的床垫。
· 为夜间意外做好准备，这样你可以轻松清理干净现场并在早上对此保持平静。
· 让孩子睡在一条垫巾上，万一尿湿了他可以自行移开湿掉的垫巾。

· 如果需要的话，可以给他准备一套备用的睡衣，这样他可以自行替换。

· 可以在他的房间里留一个带盖子的塑料脏衣篮，这样他可以把尿湿的床单、垫巾和睡衣自行放进去。

· 主动提出陪他挑选一个夜间使用的便盆，你们可以一起用夜光笔装饰它，并把这个便盆放在他的床边以"在夜间使用"。

· 在他上床睡觉前，建立一套仪式来清空膀胱，也许他可以在这个过程中使用自己的夜间便盆。

· 使用小夜灯。

· 如果孩子同意的话，建议在你上床睡觉前把他叫醒上一次厕所（有些儿科医生反对这么做，但如果这个建议是以支持性而非惩罚性的方式提出的，我发现这种夜间唤醒的流程会大大降低夜间尿床意外的发生）。

· 如果你的确这么做了，要确保孩子是自己醒过来并且自己（"记住，是你要我这么帮助你的"）下床去往夜间便盆小便的。但要确保这样不会导致他睡眠不足。

· 如果上述步骤都不管用，那么可以让孩子穿回尿布或训练裤。重新穿回尿布也许会令孩子感到难堪，但你是在帮助他重新找回早上醒来时床上干爽的感觉，这样他就不会习惯于醒来时床是湿的。如此一来，当他的确弄湿了床单时就会自己醒来，这样也能让他休息得更好。

· 晚饭后限制液体的摄入量，但不要太过于大张旗鼓。确保避免让孩子喝含咖啡因的苏打类饮料，因为这些饮料往往会刺激排尿。

药物：孩子的医生可以开一些处方药，例如DDAVP，这种鼻用喷雾剂会提供能够减少尿液产生的天然激素。这种方法只是对一些孩子管用，并且在停药之后，尿床现象可能会卷土重来。通常这种药只会被短程使用，例如当孩子被邀请在别人家过夜，或者要参加一些需要住宿的营地活动的时候，这种药物可以帮助他保持整夜干爽。使用这种药物时必须由儿科医生进行评估，并且需要孩子自己同意才可以使用。要确保孩子感觉自己对治疗是有参与感的。如果事先告诉孩子这个药物不一定会起效，那么当药物的确无效时，孩子的挫败感会少一些。如果药物起效了，你可以让孩子体验到这是他自己取得的成就。

尿床警报器：如果一个年龄较大、因为尿床极其受挫的孩子非常想要得到帮助，使用尿床警报器也许会是个方法。将这个警报器放置于床单上，当孩子开始尿床时会把他闹醒。即使孩子决心要在夜间起身小便，也许这依旧需要花去他几个月的时间来彻底独立掌控这个过程。如果孩子对此没有兴趣，千万不要为此而费心。如果使用警报器时不够耐心细致，这个过程会很容易被孩子体验为一种惩罚。这个警报器仿佛是在对孩子说："你自己做不到，所以我要这样对待你。"这样，警报器就仿佛成了不断让孩子感到无力的存在。

能整夜保持干爽对孩子和父母来说都是个巨大的进步，但对此施加太多压力会令孩子感到无助和匮乏。如果孩子出现抑郁或无助的倾向，就需要得到专业人士的帮助。早期治疗干预可以帮助孩子在这方面避免更严重的失败感。

父母需要避免做什么

1. 永远不要在未得到孩子许可前与任何人讨论他尿床的事情："你愿意让医生知道一下你想对此做些什么吗？还是你希望我来告诉医生？"

2. 永远不要公开谈论孩子尿床的事情，但也不要把它变成一个巨大的秘密。家中的兄弟姐妹们总是会知道的。在家庭中谈论起这件事情时，最好用一种实事求是而不是大惊小怪的口吻。

3. 千万不要因为尿床而惩罚孩子，这个事件本身对孩子而言已经是个足够大的"惩罚"了。没有一个孩子会在尿床后感觉良好，那些看起来无所谓的孩子很有可能是对此感觉最糟糕的一些人，或者是最难以面对这个现实的人。惩罚无法使他们正视和接受现实，但安慰和鼓励可以。

4. 永远不要羞辱一个尿床的孩子，也不要让他对此感到羞愧。这样的意外的确会给你造成更大的工作量，但羞辱绝不会让孩子以更快的速度结束这个阶段。

5. 无论你对孩子在夜间保持干爽这件事多么激动，但请试着让他自己去体验这种成功感。你的兴奋与赞扬很容易就会转变成过多的压力，孩子很容易会联想到，如果你对整夜干爽如此欣慰，那么尿床时你也一定会极其失望。父母赞许的点点头对孩子来说已经足够了。让孩子自己做主，并且让他为自己的成就感到骄傲。

身体探秘

父母不动声色就好

当尿布被扯下时，宝宝可能会俯身向下看。男宝宝会看到自己的阴茎并表现出好奇，他会把手伸下去，开始拉扯它。勃起了！那一刻，他的整个身体都参与了进来。他俯身向前，开心地开始拉扯自己的阴茎，这让妈妈有一点震惊。当他开始小便，妈妈用尿布盖住了他的阴茎。他不断用背部撞击着尿布替换桌，高兴地大笑着。妈妈的脸红了，她给还在上班的丈夫打了电话，描述了刚才的场景，并问道："我应该怎么做才好呢？"

当一个女宝宝的尿布被拿走，她很可能会"自我探寻"。在没有穿尿布的时候，她可能会尿出温暖的尿液。她的脸亮了起来，会蜷起身子，把手向下伸，试图寻找到那个温暖的据点。她的手指触碰和进入了自己的阴道，她会在那里探索一番。爸爸正在给她换尿布，看到这一幕瞬间警觉了起来，并把她的手从阴部拉开。爸爸给妻子打电话问道："2岁孩子把手放在了她的阴道里，这样可以吗？她会把自己弄疼吗？"（爸爸也许在想，孩子这样会破坏自己的处女膜。）妻子安抚他说，小女孩总是会自己"玩"的，没有任何理由为此过度担心。

有一点需要让孩子知道

当孩子开始探索他们的身体，换尿布的过程就变得更加复杂了。你需要停止孩子的身体探索过程吗？我并不那么觉得。自慰会伤害一个孩子吗？我也没有听说过。你越是想要去干预，你就越有可能增加他们对这个过程的兴奋感。稍后，你可以帮助孩子明白的是，自慰需要被限定在家中的私密场所。此时此刻，如果你所能做的最好的事情是帮助他了解到自我探索身体是一件很私密的事情，那么尊重他的隐私就是一个开始。如果你可以对此不动声色，那么无论是男宝宝还是女宝宝都更有可能使自慰成为他们自己私密的事情。

幼儿园与如厕训练

照料者态度一致很关键

父母、老师和其他照料者（在家或者在幼托中心）需要达成一个共识：孩子如厕训练的动力来自于想要和生活中重要的成年人变得一样的愿望。他的父母或哥哥姐姐最有可能成为这个巨大努力过程中的榜样。如果他和照料者或幼托老师关系紧密，那么他有可能会仰望并且想要去模仿或取悦他们。

但这些照料者不太可能会被纳入日常的饮食起居中——孩子基本没有机会看到老师是如何坐在马桶上的！那些照料孩子的人们必须要明白，当父母开始对孩子进行如厕训练时，他们必须决定该训练走到哪一步了。观察孩子准备就绪的信号并知道何时要把如厕训练的每一步介绍给他，这些都是父母的决定。

如果能达成这样的共识，如厕训练就更有可能会被所有成年人持续执行，任何不一致的做法都会让孩子感到困惑。如果父母和孩子已经把如厕训练变成了一场战役，成年人相互之间的反对意见也只会将这场战争变得更加惨烈。

幼托老师和其他照料者希望孩子成功完成如厕训练是有他们自己的缘由的（孩子会感受到这些部分并且试图去达成这些大人们的目标。如果孩子其实还没有准备好，那么他就有可能会放弃）。不幸的是，"看门人情结"（照料孩子的成年人之间自然而然所具有的竞争性情感）会在孩子即将进行如厕训练的时候在照料他的大人们之间浮现出来。照料者们可能会想："如果别的照料者都按照我的方法来，我们早就可以成功了。"这种和父母的竞争性情感会改变照料者对孩子的态度。例如，"他根本没有尝试，因为他知道爸爸妈妈不会逼他这么做的。"孩子会"知道"自己没能符合照料者或老师的愿望，如果这些人对孩子而言很重要，那么孩子会因为自己无法取悦他们而感到沮丧。

由于"看门人情结"是如此在意料之中——特别是在面对诸如如厕训练之类的重要发展阶段时，父母和照料者可以做好准备以迎接这些感受的到来。在孩子察觉到分歧之前，很重要的是大人们需要讨论帮助孩子实现如厕训练的具体步骤。除此之外，他们需要意识到多方共同的期待对孩子来说意味着"需要表现良好"的压力。孩子会感觉必须要取悦他们所有人——他为此付出的代价是，学会使用便盆不再是他的目标，而是向他人妥协的过程。这是各位想要的吗？

我最大的建议是对你的强烈热情保持开放，你要坚信按照自己想的那么做对孩子而言是最好的，并且让别的照料者知道你珍惜他们照顾孩子过程中的热情，表达出这样的尊重有助于减少这种竞争过程中的张力与苦涩的情感。然后，即使意见不一，你们也有可能基于孩子来考虑以便达成共识。

推荐照料者这样做如厕训练

老师们和照料者们有他们自己的压力——那么多不同的孩子正处在不同的发展阶段。在同时照料许多孩子时要满足各种不同的需求，且尊重每个孩子不同的发展阶段，对此我有如下建议。

1. 布置一个以孩子为中心的厕所，里面有小马桶和另一些可以在那里做的好玩的事情——在每个孩子都坐在那里时，可以选择用来阅读的书、用来观察的图片、用来画画的画板。

2. 那些对于孩子是否完成如厕训练没有压力的成年人可以成为孩子去厕所时的好伙伴，他们可以陪同孩子去厕所。

3. 在教室里成年人不要谈论如厕训练的事情。孩子们可能会问："你晚上还穿尿布吗？""你还会用尿布吗？"不要加入这样的谈话。这是孩子们在试图努力了解他们自己——通过把自己和别的孩子进行比较。

4. 在孩子逐步掌握如厕训练的过程中，做好准备去接受他每一个当下的状态，做好准备去欣赏他做出的任何一小步努力，但要使任何一点成功都是属于他自己的，并且不要广而告之。询问孩子当爸爸妈妈来接他的时候，要不要把这些变化告诉他的父母们。如果他不想的话，尊重他的意愿。他自己很快会让父母知道的。

5. 私下和父母讨论以了解孩子进展如何以及在做些什么。给每个家庭都分开做记录，这样你就可以确保不会混淆信息。

6. 提供一个固定的时间，让所有想要使用便盆的孩子排成一列，尝试使用便盆，并且平静地赞许他们。但那些"不要去"的孩子们也需要得到尊重："我知道当你准备好的时候会过去的。"对这些"不要去"的孩子在平行时段提供一些可以进行的活动，这些活动并不会太有趣，但这样的方式可以尊重那些尚没有准备好的孩子们。

7. 组织策划一场"家长之夜"，让父母和照料者都有机会就孩子经历的挫折交换看法、分享观念和表达他们自己的期望。父母们可以给彼此更加切实有效的支持。这个夜晚的愿景之一是理解如厕训练的步骤，理解每个孩子想要为自己的目标负责的需求。

8. 作为一个老师或幼托提供者，要意识到你非常想要孩子取得成功，而这种渴望会对孩子造成压力，也会对家长产生压力。过早的如厕训练在我们的社会中被高估为一种成功的标志。但那些过早开始如厕训练的孩子们（从17～27个月之间）通常并不能真的搞定这件事情，直到他们和那些更晚开始如厕训练的孩子们差不多年纪了。如果时间上并不着急的话，为什么要冒风险让孩子承受失败感呢？我们需要意识到孩子们在准备好了的时候是会因为我们的指导而成功的，而非因为我们所给予的压力。

避免让孩子体验羞耻感

大部分幼托机构不接收还穿尿布的孩子。显然，如果一个集体中的三四岁孩子都不需要更换尿布了，这当然更加简便卫生。但为了适应幼托机构的这一需求，一些2岁甚至9个月大的孩子不得不过早接受了如厕训练，而这会严重干扰到他们自己告别尿布的节奏。当孩子们自己无法为如厕训练做主，他们就很有可能对此阻抗，比如憋住小便和大便。

根据《波士顿儿童医院儿童健康发展指南》，40%的3岁孩子依旧在使用尿布。那么幼托机构是否要无视那么多孩子的发展需求呢？当面对这些入学要求时，父母们一定会将此理解为孩子必须此刻就开始接受训练："儿子已经3岁了，幼儿园里的其他孩子肯定都已经完成如厕训练了。"然后父母就会开始催促孩子。孩子也许会看在父母的面子上承受着让自己变得干净清爽的压力，或者他也有可能会抗拒。

如果他无法屈从于这些压力，那么就会为自己的"失败"而感到羞耻。这也许就是问题的开始。父母可以试着做些什么呢？当然，我很乐于见到父母和专业人士携手推进幼托机构政策的变化，减少孩子这些不必要的压力，并且把如厕训练的时机交由孩子自己决定。

老师和家长要达成一致

当孩子最近刚接受完如厕训练，父母和老师需要就彼此内心的期待及可能面临的意外状况达成共识。当孩子还在努力进行如厕训练的过程中，如果这些重要的成年人给出相互矛盾的信息，这将给孩子带来更大的压力。父母和照料者需要就对孩子的如厕训练方法流程与目标期待达成共识。为了达成这样的目标，父母和老师必须成为一个"团队"——而他们的共同目标则是孩子的利益最大化。

此时，不必对孩子在家里依旧需要穿上尿布而感到惊讶，尽管他去幼儿园的时候已经不用再穿了。老师可能会说："他在学校里用马桶一点也没问题，我在想他在家为什么就不行。"也许你会感觉老师认为孩子脱去尿布是自己的功劳，并且还在批评你。但你也需要知道的是，对孩子而言服从学校各种规则需要付出多么大的代价，而在家中他多么需要放松——那是他感到安全的地方。孩子可能会需要你给予他信心："你可以在家里使用尿布，我知道你对于在幼儿园里不再需要穿尿布感觉很骄傲，但如果你需要的话，你依旧可以在家里穿着它。"你看起来应该是认真的，不然可能会传递过多的压力给孩子。也许你会感受到家庭与学校的竞争，但不要让这种感受影响孩子去获得他最好的发展。

到了4周岁的时候，幼儿园里的孩子们会从彼此身上体验到更多的如厕训练压力："你晚上还要穿尿布吗？你再也不穿尿布了吗？"

混杂着来自于老师和父母的压力，孩子总会面临某种压力。他也许会拼命努力成为"大人"，抱着取悦同龄伙伴和老师的目的去使用马桶，或者他也有可能会放弃。在后面这种情况下，他的自我形象会岌岌可危。

帮助孩子处理幼儿园的如厕压力

1. 如果可以的话，寻找一家能接收3岁依旧穿尿布的孩子的幼儿园。

2. 如果你能找到这样的幼儿园，和孩子的老师讨论一下你的决定，让孩子自己决定接受如厕训练的时机，首先倾听他们的反对意见和顾虑，然后分享你的看法，确保你们就某些方面最终能达成共识。

3. 如果孩子刚刚完成了如厕训练，即将到一家对如厕有所要求的幼儿园，那么你依旧需要和老师讨论如何处理不时的"意外情况"。

4. 如果孩子还没有完成如厕训练，可以考虑找一家允许孩子以自己节奏完成如厕训练的幼儿园或"家庭园"。

5. 如果孩子依旧穿着尿布，或者发生了如厕方面的意外状况，当他告诉你自己在幼儿园被取笑为"还是个小宝宝"时，不要把更多的压力加到他头上。你也许可以说："很多孩子会这么讲话，他们自己也曾经是这样的，要知道，你必须能自己决定如厕训练这件事情，当你准备好的时候，你一定会达成目标的。"他可能会不可思议地看着你，仿佛感受到了你传递给他的尊重。你的尊重和温柔的鼓励都可能促使他做出自己的努力——
而这最终是他自己的事情。

来自长辈的压力

父母要有自己的主张

新手父母有时候会对他人的建议格外敏感，特别是那些
来自于长辈的建议，很多父母曾从自己的父母或公婆那里，
或一些暗自较劲的朋友那里体验到"启动"如厕训练的压力。
当然，"长辈压力"并不仅仅存在于如厕训练领域，在任何对
孩子发展来说高度重要的阶段面前，父母都会对这些建议格
外敏感。

采纳他人的建议并不总是一件坏事，有时候一些家族传统或
古老智慧是会给人带来信心的。但如果你想要自己做出决定，就
需要后退一步思考问题。如何对孩子进行如厕训练，父母之间需
要达成共识，这就是你们的立场。当你们达成共识，并且把孩子
的能力和气质类型纳入考量范围，你就准备好开始了。当你开始
执行如厕训练时，试着去拒绝那些让你不爽的人的暗示，这样就

可以更好地接收到孩子传递出的信号。如果你觉得困扰，这种困惑冲突的感觉就会很容易地传递给孩子。当父母没那么困惑的时候，孩子才能更好地理解如厕训练的任务，这也是父母们需要在家自主决定采取如厕训练的哪一步骤的原因之一。

长辈需与孩子父母达成一致

那些帮助养育孙辈的长辈们一定会面临一个更加困难的抉择："我要像自己养孩子那样去养育眼前的这个孩子吗？还是我应该遵循孩子爸妈的方法呢？"我建议长辈们厘清这一困惑，以免孩子们无所适从。然后，如厕训练的步骤就会平静而不失尊重地开展起来——心中牢记每个孩子都是独一无二的。有时候孙辈会在祖辈身上倾泻自己的各种情绪，这使得孩子更有可能阻抗类似于如厕训练之类的步骤："你不是我的爸爸妈妈！我不用照着你说的那么做！"这时照料孙辈的祖辈可以这样回应："我此刻是在照顾你的人，我不会告诉你必须要在何时以怎样的方式学会使用马桶，这是你自己的事情，不是我的。但我需要你的尊重，好好听我是如何帮助你学习一些较难掌握的本领的，类似于如厕训练那种。"当父母和祖父母共同承担了照料孩子的职责时，就一些方法达成共识就显得尤为重要。

手足之争与行为倒退

理解大宝的心理需求

已经完成如厕训练的大宝很有可能会在一些意料之内的阶段出现行为倒退，其中包括弟弟妹妹的降临，甚至是在降临之前。在孕期，孩子会看到妈妈腹部隆起，并且感到困惑。在这个阶段，他会想要和妈妈变得一样。他想要认同妈妈的需求与困惑而经常使得他想要憋住大便，仿佛他可以把自己"填满"，变得"和妈妈一样"，不让任何东西排出来。便秘是"变得像妈妈"的方式之一，他也有可能会模仿妈妈走路的姿态，起身从椅子上站起来时叹气一声，吃更多的东西以"像妈妈那样变胖"。充满智慧的父母会理解和接受这些行为，并且帮助孩子接受他自己"想要变成妈妈那样"的愿望。如果他便秘了，也许他需要一些大便软化剂，同时也需要父母宽慰他，跟他说这些愿望都是很自然的，这个阶段会过去的。

当弟弟妹妹被带回家时，很多两三岁的哥哥姐姐们会尿裤子，或者在大便的时候躲起来。就如同他们会想要"像小宝宝一样"被喂奶或喝奶瓶，他们也会尿裤子、遗粪并且想要再次穿起尿布。如果孩子出现此类状况，可以让他再次穿纸尿裤或训练裤。要确保在帮大宝换尿布时，那种充满爱意的、有趣的互动和你给小宝宝换尿布的时候是一样的。孩子很可能会对你态度中的细微差别高度敏感。当然，大宝的粪便味道更难闻一些，你也一定会对他再次尿裤子感到失望。但要记住他这些变化背后的原因——意识层面或无意识层面的。大宝会想要再次成为那个被无比宠溺的小宝宝，尽管你已经有了另一个小宝宝。你可以安慰孩子说你很珍惜他长大的样子，但也可以接受他偶尔想要做回小宝宝的需求。不然的话，孩子可能也会把尿裤子与遗粪视作失败，然后这样的行为就会愈演愈烈。

与此同时，还要重视那些大宝可以和你共度的、"不带小宝宝"的特别时光。下一个可能发生行为倒退的阶段是当小宝宝开始爬行、蹒跚学步或和大宝开始抢玩具的时候。每个人都会无比宠爱小宝宝——"他爬行或走路的时候太好玩了"。没有人会觉得那个怒气冲天、古怪、愤怒的大宝还有那么好玩。这当然可能会让他再次发生退行。

父母怎么办

1. 理解孩子的退行状态是正常的。

2. 帮助孩子理解这种状况："你当然会想要像小宝宝一样并得到大家的关注，我们都会有这种念头的。"

3. 给孩子信心："你会停止尿床或在裤子上拉臭的，不用担心，你可以穿回纸尿裤或训练裤。当你准备好的时候，我们可以再次试试看。但现在，我们可以帮你换尿布。"

4. 强调那些可以和你共度的特殊时光——晚上给他读书，和他一起去商店，一起玩游戏，给他预留独处的时间。每周至少有一次这样的时间，而在其余时间可以时不时提起关于这个特殊时光的约定。这让我们有机会去弥补一些孩子觉得自己被冷落的感受。

旅行与如厕训练

如厕训练开始阶段不宜旅行

当孩子刚刚开始理解大小便需要在特定地方进行时，父母最好不要带孩子出去旅行。因为旅行很可能会干扰孩子学习如厕的进程。当他最早开始接受如厕训练的概念时，他很可能觉得只能在自己的便盆里（或者在家里的马桶里）排便："这是我去大便和小便的地方，就和妈妈爸爸一样。"当他能够模仿那些内心无比崇拜的人时，他也会为自己感到骄傲。

但当你和一个还没完全学会如厕的孩子出门旅行时，就是在让他对如厕拥有一种全新的概念。为了适应新情况，他可能会这样想："爸爸妈妈会去不同的地方大便吗？我有点害怕那么做。如果我做不到该怎么办？"他在家里学到的那套流程（模仿父母上厕所的流程）很可能会崩溃。一开始孩子很有可能会在这个过程中体验到失败，然后他会因为失去那些在家中已经掌握得很好的技能而感到震惊和脆弱。

当孩子刚开始努力使用便盆时，他们会需要程序上和仪式上的熟悉感来让自己树立信心。例如，每次都要去同一个地方上厕所，怀里要抱着同一个玩具熊，或者要读同一本绘本，这使得他们能够更好地专注于新任务本身。在最开始的时候，小朋友很可能会刻板地要求遵守这些仪式，坚称："我需要去同一个地方，用我的便盆，像我的爸爸一样，在我自己的家里。"也许对孩子来说，他花了一些时间才学会把粪便留在便盆里，如果要求他将这个重要的排泄过程在没有仪式感的地方进行，一开始可能是困难的。不要逼迫他，让他决定何时何地去配合这样的要求，这必须成为他自己的成就，而不是父母的。

如果必须旅行怎么办

1. 提前给孩子做好心理准备："我们将要去一个特别的新地方，那里会有新的厕所，但不用担心，如果你需要的话我们可以带着你的便盆，也可以带一些尿布。"

2. 带上孩子以前使用过的便盆。

3. 让孩子知道你意识到了你们之前辛苦建立起来的如厕仪式将会受到干扰。当他曾经努力适应的流程发生变化时，孩子一定会感受到压力。

4. "如果你有需要的话可以在旅行途中穿训练裤，这样你就不用担心自己是否来得及去厕所了。"允许孩子"失败"，并且坚持那些你要求孩子做出的调整，这两者都非常重要。

5. 让他知道你对他有信心，并且来日方长："我们回家后，可以从头再来。"

6. 他的产物——大便和小便需要被当作宝贝似的来对待。孩子可能并没有准备好让你在一个全新的地方冲走它们——比如奶奶家的厕所或宾馆里的卫生间。相应地，在孩子大小便后给予赞美，并且询问他是否想要等会儿再把它们冲掉。一旦孩子准备好了，他会为自己感到骄傲，因为不管他到哪里都敢让厕所冲水了。

在出门上学前，或出远门前，或去别人家做客前，你都可以温和地建议孩子试着先上个厕所，甚至可以表达你知道他有多么喜欢用自己的便盆。你也许也可以试着选择一个"外出"用的便盆让他带去学校或出门旅行时使用。帮助孩子意识到这个便盆和他的"居家"便盆是有同等重要地位的。或者鼓励孩子可以带着如厕时最喜欢阅读的绘本，或者他大便时最喜欢抱着的小熊，这样当他需要在家以外的地方如厕时，也可以带着这些东西。

当已经学会如厕的孩子在旅途中出现意外情况时，不用惊讶。他也许并不清楚厕所在哪里，也很难判断何时去厕所才不至于失控。也有可能当他真的到了厕所，会觉得坐在一个陌生的马桶上很不舒服，也不想把他的排泄物冲进一个全新而陌生的地方。他会因此憋住大小便，然后就弄在了裤子上。旅途中孩子会去不同的地方、见不同的人、适应与往常不同的时间安排，如厕意外也有可能是他面对这些变化时的退行反应。父母需避免对此喋喋不休。相反，孩子会需要你安慰他："每个人都可能发生这样的意外状况。"

第四章 需要求助儿科医生的情况

你的尊重和温柔的鼓励都可能促使他做出自己的努力，而这最终是他自己的事情。

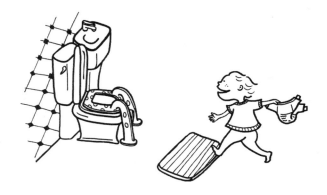

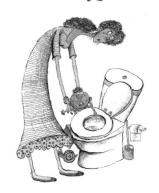

宝宝如厕训练
没烦恼

尿布疹

尿布疹是一种丘疹样红疹，通常会突然出现，并且位置分散。几乎所有的婴儿都会遭遇尿布疹。即使在细致护理的前提下，也依旧有可能会出现。下面是一些建议，有助于减少尿布疹出现的频率、减轻严重程度，还有助于避免孩子在使用尿布时出现其他类型的红疹。

如何减少尿布疹

1. 我已经推荐父母在每次清理完尿液或粪便时给孩子涂抹一些凡士林。油脂可以帮助皮肤保持滋润，从而可以减少尿布疹出现的频率。如果父母因油脂中含有矿物质而有所顾虑，可以去超市购买"非矿物质油脂"。

2. 勤换尿布可以减少因为被大小便浸润刺激而导致的尿布疹。每次排大便后都马上给孩子换尿布，并且每隔几个小时就给孩子换一次尿布，这样对预防尿布疹也是有所帮助的。

3. 要避免太过频繁地清洁和擦拭孩子的皮肤，因为这样会导致皮肤干燥，并且使得皮肤在应对外界变化时更为脆弱。如果孩子排便后的确需要清洗和擦拭，那么清洗和擦拭后你需要用纸巾或纱布轻轻地把孩子的皮肤拍干，避免用力擦拭。

4. 尽管尿布中的粉末会吸收尿液里的氨，但也会有很多粉末堆积在宝宝的皮肤褶皱里导致皮肤问题。那些可吸入的粉尘，特别是滑石粉，会导致呼吸系统问题。使用滑石粉对婴儿来说并不安全，可以用玉米粉来替代。但我并不推荐使用类似的这些产品。

5. 如果红疹已经出现，那么涂抹氧化锌霜剂或药膏可以帮助皮肤形成保护层，让红疹有机会愈合。

6. 确保宝宝的皮肤保持呼吸，并且尽量避免潮湿。不要穿着类似塑料裤之类的衣物，因为那样会使皮肤更加闷湿。

7. 在天气暖和的时候，让宝宝光着屁股是非常美妙的。他们会踢着腿开心尖叫。大一些的宝宝可能会在这些不穿尿布的时刻探索自己的身体，你不用对此感到震惊或害怕。

当尿布疹无法消除时

有时候，尿布疹也可能是因为尿布中的刺激物（或用来洗布尿布的洗涤剂）、婴儿湿纸巾或者用来保护皮肤的清洗液、润肤露所致。如果宝宝的尿布疹迟迟不退或愈演愈烈，试试下列方法。

1. 试试不同品牌的尿布，如果你给孩子用的是布尿布，试着用更加温和、抗过敏的肥皂或洗涤剂进行清洗。

2. 停止使用婴儿湿纸巾，试着用用柔软的布、微温的水及温和抗过敏的香皂。

3. 停止使用宝宝用的清洗液或润肤露，可以用简单防潮的药膏，例如凡士林或维生素ＡＤ的药膏，并且要确保其中没有添加香料。

4. 和孩子的儿科医生讨论这种情况，医生对于帮助父母共同对付尿布疹有着丰富的战斗经验，而且儿科医生也可排查那些用传统方法无法治好的尿布疹是否是由其他原因引起的（例如鹅口疮、脓疱病）。

便秘

如何判断孩子便秘了

当孩子便秘时，他在排便时会经历坚硬的粪便所带来的痛楚。通常，便秘的孩子很有可能也患有胃痛，并且会没胃口。有时候，排出来的粪便上甚至会有鲜红的血液，这是坚硬的粪便在排出过程中刮伤直肠内膜所致。便秘的孩子排便次数会比平时明显减少，但每个孩子都不太一样，有些孩子一天会大便多次，而有些孩子则可能好几天才大便一次。

很多孩子会以便秘的方式来回应如厕训练中的过度压力。尽管他们看起来接受了如厕训练流程，看起来已经会使用厕所，但在无意识里他们会憋住大便，这样会导致大便变硬。孩子不排便的时间越长，粪便就会变得越来越硬、越来越大。最后，包围在坚硬粪便周围的粪液会流出，弄脏孩子的尿布或者内裤。

父母会觉得这是腹泻，但事实上恰恰相反。如果父母试图停止这种"腹泻"（例如，服用米汤水或使用别的一些居家护理法，减少果汁和纤维的摄入，或服用控制腹泻的药物），那么便秘只会变得更加严重。

当肠道内的粪便变得越来越大，并且越来越长，孩子的肠道会被撑大，并且更加难以将大便推向直肠。这些过程很快就形成了恶性循环——痛、憋住、存储的粪便周围充满了液体、肠道被撑大且运转能力变弱、对于排便的恐惧。这个恶性循环就被称为慢性便秘。

在便秘然后水泻的情况下，你可以确定当孩子试图努力排便时，那些坚硬的大便会伤害他的肛门括约肌，而孩子对疼痛的恐惧很可能会导致肛门括约肌的进一步紧缩。在儿科医生的帮助下，第一步是口服大便软化剂来帮助孩子排空直肠中的粪便。孩子需要你向他保证的是，在服用这些药物以后，他可以无痛排便。"这个药会让你的粪便变软，这样它们就不会弄痛你。"当孩子经历严重便秘时，你必须在身体和心理层面上都给孩子提供帮助。

孩子是如何理解便秘的

孩子理解他的身体及其运作机制的方式是会一直随着他的

成长而发生变化的。年纪很小的孩子对于自己看不见或感觉不到的东西并不会给予关注。对大部分4岁以下的孩子而言，便秘大部分时候就意味着肚子疼，有时候是屁股那里疼。

到了4岁左右，孩子可能会很想搞明白吃进嘴里的食物去了哪里，以及"从另一头"出来的粪便是从哪里来的。他们或许早就被告知两者之间有关联，但想象"食物是如何变成粪便的"对他们而言还是困难的。但是他们可能已经开始担心，如果食物不断被吃进去而大便从不出来的话，那么人可能最终会像气球那样胀开然后爆炸。

对便秘无效甚至会加重便秘的食物

· 用精制面粉做的面包；

· 土豆；

· 米饭；

· 用精制面粉做的意大利面；

· 奶酪；

· 香蕉，有时候苹果也会导致便秘；

· 牛奶，特别是孩子第一次喝牛奶的时候。

可以缓解便秘的食物

·果汁，特别是西梅汁，尽管很多孩子不喜欢这股味道；

·大部分的水果和蔬菜，尽管许多人会使用葡萄干和西梅，但杏类和桃类也非常有用；

·全麦面包、意大利面和麦片，例如葡萄干麦麸麦片。

其他方法

·鼓励便秘的孩子摄入大量水分，特别是清水和果汁；

·鼓励日常的运动，比如跑步、爬攀登架、骑三轮车或自行车等。

到了六七岁的时候，孩子可能会开始拓展出更多解释来理解从食物到粪便这个非凡的转化过程。

年龄很小的孩子还不太会为自己不够完善的身体功能感到尴尬——这种感受会在日后从成年人身上习得。相反地，他们会对这些体验感到好奇与骄傲。

但到了4岁的时候，很多孩子已经从成年人和周围的同伴身上意识到了不能把大便拉在裤子上。当父母提及这个话题的时候，已经开始触及孩子的尴尬与羞耻感。当然，父母需要避免进一步羞辱或惩罚孩子，以尽可能减少孩子的羞耻感。

相应地，可以听听孩子的说法：这个问题的哪些部分会困扰到他？他发明了怎样的为自己挽回颜面的解释？让孩子能够以那样的方式来维护自己——他可能很清楚地知道事实到底是什么，并且会感激你能尊重他那些身处困境时的感觉。在他对于这个问题感到困难的时候给予帮助，让他一起思考以怎样的方式来挽回颜面。我的一位同事非常擅长帮助那些大便失禁的孩子们。他告诉我们，有一个小男孩表示自己需要的是一个颜色不一样的厕所，那样他就可以重新使用厕所了。孩子通过这些方式表达自己的确需要挽回颜面，并且需要一些借口来远离那些给他造成困扰的压力。

当小孩子身体某处感到疼痛，例如在他便秘时肚子或肛门疼痛，他可能会感觉自己的身体"坏"了，或担心自己是不是永远都不会完好如初了。如果无法全然理解自己的身体是怎样运作的，小孩子很可能会不断放大自己的担忧，陷入狂躁或心事重重的状态。他甚至有可能会自己编一套方式来解释身体里到底发生了什么，并且他很有可能会责怪自己。大人们可以用简单的方式来解释到底发生了什么，以及为什么水果、液体和体育锻炼对便秘可能是有效的。

小孩子也很容易在体验到疼痛的时候陷入不知所措的状态——毕竟他们能够用来适应这些状况的机制还不完善。疼痛也会令他们更加恐惧，因为他们还不能全然明白这是怎么发生的、会持续多久，以及会不会结束、何时会结束。那么，也难怪便秘的孩子会很快通过拒绝排便的方式来试图重新掌控那些疼痛感。显而易见，这也是为什么一些关于人体如何运转和自愈的简单规律和信息即使对年龄很小的孩子而言都是管用的。有许多关于人体功能的儿童绘本，这些绘本简单有趣，能帮助孩子厘清内心的困惑。

确认便秘了怎么办

便秘是普遍的，有时候也会在家族中遗传。在所有孩子当中，至少有10%的孩子经历过便秘。但当孩子排便次数明显变少，排出来的大便明显变硬时，父母就需要注意了。坚硬的粪便可能会弄疼孩子，它会导致肛门出现一个微小的、不易察觉的、但疼痛的裂口（被称为"肛裂"），然后孩子就会开始忍住排便以避免疼痛。

尽管便秘是常见的，有时候它也提示着一些更加严重的疾病（例如阑尾炎、甲状腺功能减退症、铅中毒、乳糜泻和巨结肠症）。在这些情况下，另外一些症状也会呈现出来。一些药物本身也会导致便秘。如果一个看似便秘的孩子出现了严重的腹痛、发热、血便或呕吐，那么就需要立刻联络儿科医生以检查确认孩子有没有一些更严重的疾病。如果通常用于治疗便秘的药物不管用，那么就有必要联系儿科医生以排查孩子是否有导致便秘的医学原因。

如果孩子憋住大便并且发展成了便秘，结肠就开始被滞留的粪便不断撑大。慢慢地，结肠会失去张力，因而无法有效地将粪便向前推出。在这种情况下，如果大便在幼儿体内积存了1周或更长的时间，就有可能会使其结肠暂时被撑大且功能变弱（这种现象被称为巨结肠）。就和慢性便秘一样，棕褐色的液体会开始渗透包围坚硬且卡住的粪便。如我们之前所讨论的，这并不是腹泻。当你按压孩子的左下侧腹部时，你可以感觉到整个肠道的轮廓。当孩子被你按压时或自己试图排便时都会喊疼。

在寻求药物治疗时，许多诊所会推荐灌肠剂或肛门栓剂，但这有可能会加剧孩子对排便的抗拒。尽管在大多数情况下，正是因为孩子的抗拒导致巨结肠的出现。我相信在这种情况下，周围人所提供的任何治疗都必须考虑到孩子的阻抗，并且尊重他想要保护自己身体各个部分的意愿。在你使用任何侵入式治疗之前，确保已经尝试了下文列举的各种缓解便秘的方法。如果医生感觉必须要采取一些侵入式治疗手段，那么需要给孩子一些心理准备，并且向他保证他会好转，之后也就不再需要此类治疗了。如果孩子对此非常焦虑和抗拒，心理咨询会有些帮助。

当便秘刚刚开始出现时，如果没有别的症状，那么调整孩子的饮食、增加其液体摄入、多进行体育运动等通常是有所帮助的。水分或含纤维的水果、蔬菜和谷物摄入不足，通常都会在某种程度上导致便秘问题。父母可以试着让孩子多摄入一些液体，特别是果汁，并且做更多运动，减少垃圾食品的摄入（精制糖和精制面粉都容易让孩子变得很饱，这使得他无法再摄入更多能促进排便的膳食纤维）。但孩子也可能会拒绝，特别是当这些食物对他而言还很陌生的时候。

饮食调整当然是重要的，但如果围绕食物的战争浮现，那么就需要去避免其进一步的发展，因为你和孩子已经在围绕便秘开展斗争了。你可以联系儿科医生，看看她是否可以推荐大便软化剂和（或）温和的泻药。在粪便变软之前，通常需要每天服药。当便秘的压力开始消散时，就可以试着帮孩子逐渐改变饮食结构。

有些外科医生会推荐灌肠剂或肛门栓剂，但除非绝对必要且不可避免，不然最好不要去触碰儿童身上这个私密而脆弱的部位，灌肠剂和看起来好一些的肛门栓剂对小孩子而言都像是巨大的威胁，也许会让他进一步抗拒排便。

如要减轻肛门括约肌部位的疼痛或不适感，可以在此部位涂抹少量凡士林或维生素AD药膏，甚至可以让孩子拿着棉花球自己轻轻擦敷这些区域。这可以帮助他理解自己感觉疼痛的具体部位和原因，并且让他知道疼痛是有办法缓解的。同时，这也让他能够自己控制这个私密且脆弱的区域。

如何识别便秘

· 粪便变硬、发干，有时候会附着新鲜血液；

· 排便会让孩子的肛门和直肠区域感到疼痛，但会让胃痛消失；

· 孩子对进食失去兴趣。

如何治疗便秘

·减少如厕训练的压力；

·增加液体摄入；

·增加含纤维的食物（比如水果、蔬菜）的摄入；

·每天都要进行更多的体育运动。

如果上述措施都不怎么起效，联络孩子的儿科医生或护士。他们会检查孩子是否存在导致便秘的其他原因，并且可能会推荐以下方法：

·大便软化剂；

·温和的泻药；

·在肛门裂口处涂抹凡士林。

孩子也许需要父母向他们保证，在使用大便软化剂和凡士林之后，粪便会变软且再也不会弄疼他们。并且最重要的是，他们需要父母道歉，对施加给他们的如厕训练压力表示歉意。父母也许可以说："很抱歉我逼迫你去上厕所。当你想上厕所的时候，依旧可以用尿布（或训练裤）。也许穿尿布会让你大便变软，这样就不用被弄疼了。我们也并不需要立马就把你的大便冲走。"尽管最后这半句话看起来令人惊讶且没有必要，但这个提议有可能会让孩子更松一口气。

如果孩子正经历着一些新的压力，例如新生儿的降临、搬家或父母一方离开，让他知道你能理解这些事情会对他造成困扰。相应地，这也会帮助孩子理解自己的"触点"——或者说面对新调整之前的"退步"。在孩子的大便变软并恢复规律排便之前，也许这些步骤需要每天进行。

腹泻

如何判断孩子是否腹泻

如果孩子只是偶尔一次排便稀软，那么不需要太过担心。但如果孩子经常出现稀软、水样排便（一天4次以上），那么就需要格外关注了。持续排便稀软，排便过程痛苦，或当排出的大便中含有血或黏液，出现这些状况时都需要和医生及时沟通。

导致腹泻的常见原因

病毒感染是腹泻最常见的原因。通常这种类型的腹泻会持续几天时间，然后在没有经过特别治疗的前提下自行痊愈。但要确保在此过程中让孩子摄入大量液体，并且观察孩子是否有脱水迹象。

另一个导致腹泻的常见原因是使用抗生素，例如用抗生素来治疗耳部感染时孩子可能会出现腹泻。有时候，让孩子吃一些益生菌制剂或含有天然益生菌的酸奶可以防止或减轻使用抗生素所致的腹泻。人体的消化系统内通常包含一些对人体无害甚至有益的细菌，当抗生素杀灭这些细菌时，新产生的有益菌又明显数量不足，就会引起肠道菌群失衡。当孩子摄入酸奶中的有益菌时（查看食物标签，确保你购买的酸奶的确含有"活性成分"），它们会进入孩子的消化系统，帮助恢复菌群平衡。

更严重的腹泻可能是由细菌感染导致的。一些通常不会出现在消化道里的细菌可能会通过被污染的食物带进来——我们称之为食物中毒。这时抗生素治疗是很有必要的。

孩子的膳食结构不良或对食物过敏也可能是导致腹泻的原因，并且需要在膳食层面上进行调整。如果排便稀软持续了较长的时间，那么这可能提示孩子对一些食物不耐受。也许是乳制品过敏，通常是乳糖不耐受。在极少数的情况下，也可能是对乳蛋白过敏，在这种情况下也许可以用大豆乳替代，同时避免所有牛奶制品（例如奶酪、酸奶、冷饮）。当孩子患有乳糜泻的时候，可能是因为他们无法耐受小麦、大麦、黑麦中的麸质。

还有一些更少见的导致腹泻的原因，包括寄生虫感染或者某些疾病（比如囊性纤维化和炎症性肠病）。但当孩子便秘严重时，他们所排泄出的水便则不是腹泻（参见"便秘"）。

出现脱水怎么办

如果孩子经常排便稀软，医生也会对他进行检查，以确认他是否有脱水的迹象。脱水意味着孩子的身体失去了过多的液体，通常是由腹泻或呕吐所致。医生通过观察会发现，脱水的孩子嘴唇干燥、眼睛无神、尿布中的尿量很少或小便次数减少、尿液颜色变深，甚至全身皮肤也会变深；在婴儿身上，还会出现皮肤弹性差，按压时凹陷。腹泻会导致水分大量流失，使孩子感到虚弱或晕眩，这些都需要及时处理。

如何判断孩子脱水了

· 干燥的嘴唇、舌头和口腔；

· 眼睛无神、眼神呆滞；

· 心跳加快；

· 小便次数变少，对婴儿来说，尿片中的尿量明显变少；

· 小便颜色更深；

· 皮肤干燥；

· 如果是婴儿的话，皮肤弹性变差，按压时会出现凹陷的软坑（尤其是囟门凹陷）；

· 活力下降，易激惹；

· 疲劳、虚弱、晕眩。

如果孩子有上述脱水迹象，需要立刻联络医生。

通常，孩子可以通过摄入大量液体来弥补水分的流失，但水分流失太过严重，或者孩子已经虚弱到无法饮水时，需住院治疗或静脉补液。如果孩子在腹泻的同时还伴有呕吐，那么他就更需要立刻就医。炎热的天气或发热也有可能增加孩子脱水的概率，孩子年龄越小，脱水的危险性就越大，就越需要在第一时间帮助他摄入足够的液体，并且向儿科医生求助。

腹泻的处理办法

· 增加液体的摄入以预防或治疗脱水——可以每隔10～15分钟小口啜饮带甜味的液体。医生可能建议饮用超市货架上的某几种饮料，以帮助孩子与腹泻所致的脱水作斗争。如果将干姜水打开静置一会儿——当它所含的气体跑光时，通常会起到不错的效果。

· 观察脱水的种种迹象——精神萎靡、体温升高、双眼无神、黏膜干燥。

· 通过检查尿布来确定孩子多久尿一次。如果好几个小时都没有排尿，那么就需要给孩子更频繁地补充水分。如果不排尿的情况持续了6个小时或更长的时间，那么需要立刻联系儿科医生。

· 更频繁地换尿布，以防止腹泻导致皮肤溃破。

· 用含温和皂液的温水及软布清洗孩子的臀部，并且在轻柔洗去排泄物后涂抹凡士林甚至是氧化锌药膏。在涂抹药膏之前要轻轻把宝宝的臀部拍干——他的皮肤很可能会存在轻微擦伤，千万不要大力揉搓。

· 一定要经常清洗你（和孩子）的双手，特别是换完尿布或碰到他的排泄物后，而且在触碰其他孩子、食物或食物容器之前都要再次洗手。因为感染所致的腹泻通常具有传染性并且很容易扩散。

· 如果孩子有任何脱水迹象、胃痛、有黏液或血液混在腹泻物中，需要立即把这些情况汇报给儿科医生。

· 不要给孩子随意使用治疗腹泻的非处方药，除非医生对此下了明确医嘱。

· 如果你不得不请假在家照顾孩子，试着把这段时间变成一段特别的共处时光。孩子总是会牢牢记住那些在病中被父母温情照料的时刻。

如果伴有呕吐怎么办

· 立刻联系儿科医生。

· 仔细地观察各种可能的脱水迹象。

· 更努力地让孩子多摄入液体，但每次尝试前都要让孩子的消化系统有时间适应调整一下。

· 孩子呕吐后等待15 ～ 30分钟，然后让他啜饮一两口液体，最好是某种非处方饮品，以补充他在腹泻和呕吐过程中流失的盐分。

· 再等待5 ～ 10分钟，然后让孩子再啜饮两三口。

· 在接下来的1小时中，每5分钟给孩子喂一茶匙（约5毫升）液体。

· 然后在第2个小时，把分量逐渐增加到每5 ～ 10分钟一汤匙（约15毫升）液体。

· 到了第3个小时，每10 ～ 15分钟给孩子喂30毫升液体。

· 逐步帮助孩子每小时主动摄入120 ～ 180毫升液体，直到完全康复。

· 如果孩子再次呕吐，按照这个流程从头来过，但一定要再次联系医生。

用来预防或治疗脱水的液体

· 水：240毫升的水中加入半茶匙（5毫升的茶匙）的盐和糖以增强口感；

· 为婴幼儿设计的非处方液体，例如电解质水和补液盐，具体详询儿科医生；

· 不含气的干姜水；

· 清鸡汤或其他含盐分的肉汤；

· 任何温润的清汤。

清汤和肉汤里的盐分是很重要的，可以帮助孩子的身体留住水分。在腹泻还不是很严重的时候，不需要停止母乳喂养或配方奶粉喂养。母乳和配方奶都可以提供必要的水分。

让腹泻变得更严重的食物

· 任何含有咖啡因的饮料或食物；

· 很多水果和蔬菜；

· 如果孩子对牛奶过敏，奶制品会导致或恶化腹泻。

可能会减轻腹泻的食物

· 吐司面包（白面包）；

· 大米；

· 苏打饼干；

· 土豆泥；

· 香蕉；

· 含益生菌的酸奶。

传统治疗方法

· 在一些文化背景下，煮完大米后剩下的米汤会被用来治疗婴儿腹泻。记住敖煮米汤时不要使所有的水分都挥发，并且喂食米汤时确保温度适宜。也可以在米汤里面加少量蜂蜜增加口感，同时每240毫升米汤中可以加入半茶匙（5毫升的茶匙）的盐。

· 一些花草茶能舒缓受刺激的胃肠道，特别是洋甘菊和薄荷叶，但许多茶饮也会导致小便次数增加，从而使机体失去更多液体——这与腹泻时需补充液体以免脱水的目的是相悖的。

（亦可参见上文中的不含气的干姜水和清鸡汤等。）

鹅口疮

感染后有什么表现

鹅口疮会导致严重红疹，看起来质地粗糙，并且似乎无法用普通药物治愈。这也不是普通的尿布疹，普通尿布疹通常是分散的、星星点点的小红点，而这种更令人担心的红疹是大块的、新发的、发红的疙瘩，周围有明显凸起的边缘。这是一种常见的真菌感染，在婴儿服用抗生素之后，这种红疹更有可能出现。因为抗生素会杀死寄宿在口腔和消化系统中的细菌，使得真菌趁虚而入。

通常，这类感染始于婴儿的口腔（特别是出生后6个月内），一开始看起来是一层白色的薄膜，其导致的疼痛足以干扰喂奶的过程。然后，这种感染有时候会长驱直入消化系统，继而导致孩子的臀部出现红疹。母乳喂养的妈妈乳头部位也有可能被感染！

怎么办

鹅口疮是不会自愈的。医生会开一些抑制真菌的药膏，涂抹这些药膏之后，这类红疹会在几天之内消失和痊愈。即使有一天复发，你也会有信心去治疗它。如果情况并没有好转，必须要把相关情况告知儿科医生，有时候需使用另一种药膏。婴儿需口服滴剂，而且孩子臀部和妈妈乳头部位需擦抹药膏，这些措施多管齐下才可以抑制感染。

另外，奶瓶的奶嘴和安抚奶嘴都要彻底消毒。如果你的孩子在服用抗生素，需要和儿科医生讨论孩子是否可以饮用一些含有天然益生菌的酸奶。这可以帮助孩子在消化系统中自行产生有益的细菌，使得真菌难以在那里生存。

脓疱病

感染后有什么表现

这种红疹通常会在年龄较大的孩子身上发生，并且不局限于与尿布接触的区域。当皮肤受损时这种病症就会出现，因此小婴儿穿尿布的区域自然也会发生。相比尿布疹那种分散分布在臀部、腹股沟、大腿和生殖区域的大量小红点，脓疱病看起来则非常不一样。

脓疱病是由于皮肤感染常见链球菌或葡萄球菌（分别为链球菌属、葡萄球菌属）所致，最早出现的时候是一些比较大的疮，可能分布在婴儿身体的任何部位，但通常是在背部、腹部和臀部。这种红疹颜色偏暗红，几乎呈现褐色，并且会渗出一些黄色液体而形成一层外壳。由于这些液体含有会导致感染的细菌，所以在触碰脓疱时就很容易传染——传染到身体的其他部位，或传染给其他的人。

怎么办

医生确诊之后，很有可能会开一些抗菌药膏，在更严重或慢性发作的情况下，会开一些需要口服的抗生素。照料者要遵照医嘱给孩子涂抹药膏，并覆盖住脓疮（通常每天至少2～3次，而且要在洗浴之后涂抹药膏）。在触碰脓疮之后，一定要用温水和肥皂洗手。如果你无法阻止宝宝抓挠脓疮，则需要把他的指甲剪短，勤洗手，并且避免其他人触碰到这些脓疮。另外，也要把宝宝的毛巾和衣物与其他人的分开清洗、存放。

由于这些类似于水疱的脓疮是由细菌感染导致的，婴儿也可能会出现发热。在极少数的情况下，脓疱病可能是另一些更严重感染的信号——如果婴儿在长这些脓疮时出现发热、呕吐或尿液变深，要立刻联系医生。即使这些症状都没有出现，你依旧需要听取医生的建议，特别是当孩子还是个小宝宝的时候。

尿路感染

感染后有什么表现

如果孩子抱怨小便时有灼烧感，小便次数变得频繁（甚至

139

晚上也会醒来尿尿），或声称膀胱部位（肚脐眼以下部位）或生殖器部位疼痛，那么就要小心孩子是否有尿路感染。当细菌侵袭膀胱和肾脏并大量繁殖时，尿路感染就会发生。患有尿路感染的孩子可能会再次开始尿床，或者小便淋漓不净。他也有可能会说自己背部疼痛。

这样的感染如果发生在婴儿身上会更难以察觉，因为他们无法诉说那些疼痛感，并且相关症状也不那么显著，婴儿感染后更多表现为易激惹、难以喂养、呕吐、腹泻。不管是婴儿还是较大的儿童，当他们患上尿路感染时都会发热，尿液会有一种不同的气味，甚至还会发生血尿。

相比小男孩，小女孩更容易患上尿路感染（简称UTI），有时候也会出现轻微的阴道炎。如果女宝宝诉说自己的阴道周围不舒服，那么首先要看看这些部位有没有发炎。一边通过唱歌或聊天转移孩子的注意力，一边轻柔地拨开她的阴唇，如果那里的皮肤看起来是红色的，那么有可能就是阴道发炎，这种状况挺常见的，通常并不太严重。每次换尿布的时候，可以用你清洁干净的食指蘸取维生素AD软膏或凡士林轻柔地给她涂抹一下。但是，你也需要带孩子到儿科医生那里了解一下状况，因为这种炎症也有可能是由鹅口疮（念珠菌感染）

所引起的，如果是这种状况，那就需要使用一种专门的药膏
（参见"尿布疹"）。

怎么办

如果孩子告诉你他小便时有烧灼感，或者你注意到他尿
频的状态持续超过1天，那么就要及时咨询儿科医生。儿科医
生可能会让你轻柔地洗净婴儿的生殖器区域，然后采集一个
"干净的标本"给医生。你需要用一种特制的、经过消毒的带
盖容器来装孩子的尿液。你可以拧下容器的盖子（记住不要
碰到容器内壁），然后将容器放在一个平底盆里，让孩子想要
小便的时候坐在那个盆上，将尿液尿到容器中。应尽快把采
集到的尿液带给医生。如果孩子有尿路感染，医生可以通过
尿液检查排查出来。在显微镜下，尿中有许多白细胞意味着
尿路的确存在感染。

小女孩一旦有过一次尿路感染，就很容易复发。这些感染
可以用抗生素进行有效治疗。蔓越莓汁也可起到一定作用，因
为细菌对这种果汁中的酸性成分非常敏感，但它并不能用来
单独治疗尿路感染。如果孩子忍受不了抗生素的味道，可以
和医生或药房讨论看看有没有一些食品或饮料可以把这些药安

全地溶解——但你要确保孩子每次服用的剂量都是足量的。

确保孩子服用抗生素的疗程是完全遵循医嘱的。不然的话，可能会有一些细菌残留在膀胱里卷土重来，开启新一轮的感染。更糟糕的是，残留的细菌可能对抗生素更具有抗药性，这样治疗下一轮感染时就会变得更加困难。

在孩子按照疗程服用了所有的药物后，医生会再次要求化验尿液样本以确定感染是否已经痊愈。长期的感染会破坏孩子的肾功能，但如果好好治疗的话，通常可以避免这种情况的出现。

女孩可以通过学习排便后从前往后擦拭来预防尿路感染的发生，千万不要从后往前擦拭，以避免把肛门部位的细菌传播到尿路。人类粪便中的细菌通常并不会对消化道和肛门造成影响，但如果它们进入了尿道（小女孩阴道上方的开口，或小男孩阴茎的顶端），就有可能会导致感染。

尿路感染在男性群体中的发生比例较低，但也需要得到妥善治疗，并且在有感染迁延的迹象时得到持续跟踪治疗。如果小便时有烧灼感，出现尿频，那么就需要进行尿液检测。

　　儿科医生会排查原因，看看小男孩为何会发生尿路感染。尿频（一天超过8～10次）也有可能是糖尿病的信号：尿液检测也可以排查是否是因为糖尿病而使尿液中的糖分超标。任何孩子，不管是男孩还是女孩，如果反复出现尿路感染，就需要接受儿科医生的细致检查，排查潜在原因。由于这类感染在男性群体中非常少见，因此很多儿科医生可能会对发生尿路感染的男孩动用更多的检测手段（例如拍X光片或超声波检查）来排查泌尿系统是否有异常情况需要进一步治疗。如果男孩第二次发生尿路感染，就需要这样被格外关注一下。

致谢

　　我们想感谢全国各地的父母，是你们最早敦促我们写就这些简明可操作的书籍，里面的题材对他们而言无比重要，没有他们的这些远见，这些书无法问世。感谢卡琳·阿杰玛尼、玛丽·考德威尔、杰弗里·卡纳达、玛丽莲·约瑟夫；婴儿大学的员工卡伦·劳森和她去世的丈夫巴特，戴维·萨尔茨曼和卡雷萨·辛格尔顿，他们坚持不懈的努力，我们从他们身上学到了很多。我们要感谢安·斯塔勒将她在波士顿儿童医院"如厕学校"中得到的智慧与观点分享给我们，并为书稿提出了许多细致的建议。我们要感谢我们的编辑默洛德·劳伦斯，感谢她的智慧与指导。最后，我们想要把感谢传递给我们的家庭，不仅为了他们所给予的鼓励与耐心，更是为了他们曾教给我们的一切，我们也将此纳入了本书中。